B

READ AND BE BETTER

知脊

徐医生
告诉你的事

徐文斌

著

GUANGXI NORMAL UNIVERSITY PRESS

广西师范大学出版社

· 桂林 ·

序

我的从医生涯源于童年的一个场景。

小时候，我姨姥爷是村里的赤脚医生，他总背着一个画着红十字纹样的小木箱，挨家挨户为乡亲们看病。我喜欢跟在他身后，帮忙拎东西，或者在一旁默默观察。他用听诊器贴在病人的胸口时，我总会屏住呼吸，好像自己也能听到身体里的"声音"。这种简单又神秘的仪器，让我对医生这个职业充满了向往。

2005 年，我考入浙江大学医学院，成为一名骨科医生。骨科的工作让我感受到手术给患者带来的直接改变——很多病人带着疼痛、躺着进手术室，但术后很多人就可以不痛，甚至能站起来，重新行走。这个神奇的瞬间，让我再次着迷，也让我选择了这个方向。

行医十三年，我深刻意识到医学不仅仅是手术刀下的"修复"。

许多患者对疾病的认知不足，延误了最佳治疗时机。我的病人里，有 70 多岁的阿姨，腰腿痛、行走困难，认为这是"正常老化"，直到严重到无法排尿才来医院；也有 50 多岁的货车司机，因为家庭经济负担重，忍着多年的腰痛，直到神经受损、大脚趾无法抬起才不得不求助医生……

这样的病例见多了，我开始思考：能不能做点什么，让更多人了解疾病的早期信号，避免让身体状况拖到"最后一刻"？

其实大概 80% 的病人都无需手术，只要通过科学的保养和休息，加上适当运动，都会慢慢好起来。我希望通过科普，把这院外 80% 的人群照顾到。

科普：医生工作的补充

一周里，我有四个上午在门诊坐诊，一次门诊要接诊 30 多位病人，有时忙到下午两点，即使加号也只能看 80 位病人；一周三天安排手术，每天从早到晚，有时候一天下来要完成 10 多台手术。即使忙碌如此，我每年平均接诊的病人不过 8000 多名，手术也只有 1000 台。

我意识到，无论我如何努力，面对面诊治的患者数量是有天花板的。

这些年，医院倡导年轻医生多做健康科普。两年多前，我们院的蔡秀军院长和骨科范顺武教授鼓励大家运用当前的短视频形式，主动在新媒体平台发声，希望通过简单生动的形式，帮助更多人养成健康生活习惯，推动疾病关口前移。

于是，我也顺势而为，开始在主流社交媒体上发布科普短视频。

我的第一条视频拍摄于 2022 年的一个深夜，女儿睡着了。我在书房里架起设备，穿好衬衫，打好领带，请妻子帮忙操作。这条视频显得很生涩：画面单调、声音不清晰，身着白大褂的我坐在镜头前，像上课一样讲解疾病知识。

很荣幸，慢慢地，我的视频受到了成千上万网友的喜爱，也在大家的帮助下越做越好。

借助平台的力量，我发现一条好的科普短视频能被数千万人观看。它不受诊室门口排队的限制，也能覆盖更多潜在的患者。

这也让我很振奋。科普视频可以作为医生工作的补充，超越地理和时间，将健康知识传递给更多人。

用故事与知识，普惠更多人

这本书，是我拍摄科普视频之外的另一种努力。

老百姓都很能忍，他们不愿意看病，也不知道什么时候该去看病。医院里总是人山人海，拥挤的电梯、复杂的看病流程让人望而却步，有精力、有勇气走进诊室门口的人，也只在少数。

这本书不仅包含了病症相关的知识，告诉大家如何预防疾病、缓解不适，以及什么时候得去医院，还有部分看病流程的建议，帮助大家少走弯路，减少对于看病的抵触与恐惧。

同时，书里还收录了18个诊室里的故事。我们总说，动之以情，晓之以理。知识是有门槛的，而故事是写给普罗大众的。总有些人能从他人的故事里，找到自己人生的影子，拾起治疗的勇气。

美国哲学家图姆斯曾说过："大夫，您只是在观察，而我是在体验。"

我也希望通过这些故事，让更多人感受到，医生，其实是与人打交道的职业。作为医生，我们能够看见病人，去理解对方的处境与需求，站在他们的角度处理问题，缓解他们的痛苦。

就像小时候那根简单的听诊器，它传递的不仅是身体的声音，还有人与人之间的信任与温暖。我相信，无论是医生，还是患者，我们都在这份信任中，寻找更健康、更有尊严的生活方式。

愿这份努力，能为您带来帮助与启发。

目录
CONTENTS

上篇：骨科诊室里的故事

01	青年 CEO 瘫痪在酒醉之后	3
02	被折断的人：一次惊心动魄的断肢再植	10
03	20 位医生的接力抢救：大学生纵身一跃之后	17
04	人生的任何阶段，女性都要关注自己的腰	25
05	多点关心，别让家人换上"钢筋混凝土脊柱"	32
06	医生不会平白无故让你手术	37
07	脖子外伤须第一时间检查，错过时机恐致瘫	44
08	一根神经"卡住两处"，疼到无法穿衣盖被	54
09	当颈椎神经从灰黑变白：骨科"拆弹"顺序不能错	61
10	腰疼、腿疼，问题不一定出在骨科上	68
11	手术是否成功，一半看术后休养	75
12	治腰椎查出肺癌，提前让问题暴露出来	84
13	身病拖成心病，最好的治疗时间是"现在"	91
14	主动放弃抢救，有质量的"生"与有尊严的"死"	98
15	糖尿病足：慢性病的凶残面目	111
16	腰椎感染，拖垮一个家	116
17	腰椎间盘突出与不肯休息的中年人	125
18	避免过度手术，给病人一个保守治疗的机会	135

下篇：徐医生的医学科普

上篇：骨科诊室里的故事

01

青年 CEO 瘫痪在酒醉之后

48 小时前，躺在我眼前的这位患者，还是那个雷厉风行的 CEO。

他 40 岁出头，正值壮年，常常往返于新加坡与国内，总带着团队熬夜加班。在外人眼里，他自信、果决、意气风发，如同拥有一具不知疲惫的钢铁身躯。

经年累月的高压工作，让他的脖子僵硬得像一块石头，双肩上仿佛扛着整家公司的兴衰。

颈椎病？他当然知道自己有，但他更知道，行业的窗口期不会等人。

止痛贴、按摩椅、热敷……他用尽一切能让自己"缓一缓"的办法，却始终没抽出时间去医院。

没想到，一次醉酒，让他人生的下半场，直接变成了一场无休无止的噩梦。

醒酒后，再也站不起来

初次见面时，这位由其他医院转送来的 CEO，已经由护工换好了病号服，躺在手术台上。他的眉眼冷峻，五官立体而深邃，是以前我们常说的"型男"长相。

前一个晚上，他到杭州和各个分公司的老总一起吃饭。中年人喝起酒来，没什么数，又是聊业务的应酬，一杯接着一杯。最后，所有人都喝大了，一个个被抬去医院醒酒。

第二天，其他人的酒都醒了，他也醒了，却没能如常地站起来：不仅手脚不会动了，还出现了大小便失禁的情况。

大多数的颈椎病，都是椎间盘向旁侧突出后，压迫到了某一两根神经，引起了某些部位的疼痛或者麻木，这也被称为神经根型颈椎病。

而这位青年 CEO 的情况更严重，属于脊髓型颈椎病，一般由颈椎间盘突出、韧带肥厚、钙化、不稳定或其他原因，导致椎管狭窄，最终压迫到脊髓，引起全身的症状，比如四肢无力、僵硬，走路像踩棉花，手部无法完成精细动作；严重的，出现大小便失禁，甚至是瘫痪。

经过检查，我们发现引起脊髓压迫的，是这位患者神经管子里的韧带。

我们颈部的韧带原本十分柔软，与我们的肌肉共同维持颈椎稳定，而这位青年 CEO 的韧带，却慢慢长成像骨头一样的东西，变得坚硬厚重，压迫到一整段脊髓。

如果把我们的神经网络比作一棵倒立的大树，那么脊髓部分就是这棵大树的树干，如果树干上有一整段受到了压迫，久而久之，上面的枝干也无法汲取到养分，各个部位就不听使唤，也就瘫痪了。

临床中，我们把这个病叫"颈椎后纵韧带骨化"。这位CEO年纪不算大，是我遇到过的较为年轻的后纵韧带骨化患者。

一些研究数据显示，后纵韧带骨化在我国的发病率为0.54%，好发于50~60岁，发病机制目前尚未非常明确。很遗憾的一点是，亚洲人比非亚洲人好发，男人比女人更容易得。

如果把我们的椎管想象成一个房间，脊髓原本在里面有充分的活动空间，而后纵韧带骨化的患者的房间，就好比有三分之二或者更多被水泥浇筑封死了，只剩下三分之一空余。这样一来，脊髓就没有缓冲的余地，承受不了任何轻微的闪失。

醉酒后的"致命"搬运

柔软的韧带不会瞬间变得像骨头一样坚硬。这个病像北方冬天的水结冰一样，冰冻三尺，非一日之寒。

就像沙子在水管里面逐渐沉积，附着在管道壁上，长久不疏通，慢慢地，水流的空间变小了，流速也变慢了。起先，他本来是有充足的时间处理一下的，可能因为工作太忙，并没有重视。

而这次醉酒后的搬运，给他原本持续受到严重压迫的脊髓来了"致命"一击。

喝醉以后，我们无法很好地掌控身体的平衡。醉酒之人的脖子总是歪七扭八，脑袋也总是沉沉地耷拉在一侧。

这位青年 CEO，在酒桌上已经不省人事。别人抬他去医院，一定前后尝试了各种搬运的方法，比如让他的头歪在别人肩膀上扶着，或者是两个人抬着、扛着他往前走。

但这些人大都不是专业的医护人员，心里只会想着把他送到医院，而不会特别照顾到他的颈椎，更不会知道他本身有颈椎病。

可以推测，在搬运的过程中，头颈摆放不当，或者出现了磕碰，使他原本就长期受到压迫的一整段脊髓，遭受了新的外伤。

所以，如果知道自己颈椎不好，是没有权利喝醉酒的。在一个人意识不清、没法保护自己的情况下，搬运要有特别讲究的手法，让脖子处在正常中立的位置，不能让它过度弯曲、后伸或者左右过倾、旋转，超出正常的活动范围。

我们在电视剧里常常会看到一些车祸或者工地事故现场。医护人员不清楚患者病情时，一般都会给患者戴上颈托，默认其颈椎是损伤的。有颈托的保护，在搬运的时候就不会让颈椎的活动范围过大。

有时候还会使用脊柱板和头部侧方支撑进行脊柱固定。即使没有条件，也会尽量减少头部移动，搬运前用毛巾卷、头部泡沫块和胶带来稳定颈椎。

但这些急救知识，普通人掌握得很有限，不能指望酒桌上和你一样微醺的朋友，或者饭店的工作人员，能够在送你去医院的路上保护好你的颈椎。

所以，在这里我要劝颈椎不好的人一句：喝酒须谨慎。

手术后的遗憾

那个晚上，我们连夜给这位青年 CEO 做了手术。

手术前，他的头两侧被打上三颗钉子，固定在支架上，以防止颈部晃动再次受伤。头和脖子连接的地方，即第二、第三颈椎的位置，非常关键，对应的脊髓分管呼吸和心跳中枢，这个地方的神经受损的话，人很可能没有了呼吸和心跳。

所以，武侠小说、影视剧常有"高手从背后挥手一敲脖子，人就晕了"的场景，其实是有医学依据的。

手术过程中，我们发现这位 CEO 的后纵韧带已经变得僵硬无比，把他的脊髓逼得只能在很小的空间里活动。这次手术要做的，便是将他颈后的骨头打掉。可以理解为把颈椎后的这面墙敲掉，往后移两步，他的脊髓就得以释放出来了。

然而，尽管手术解除了压迫，他的一部分神经却已经坏死，呼吸都无法自主完成。

控制呼吸功能的肌肉主要有两块：胸部两侧的肋间肌和肚子上面的膈肌。因为神经压迫太久，他的肋间肌功能无法恢复。这之后，他只能依靠肚子呼吸了，肺部的气体交换减少，咳嗽、咳痰能力也可能会下降，痰液容易储留，肺炎的风险也会大很多。

一个星期后，这位青年 CEO 终于脱离了呼吸机，但手脚依然无法动弹。

尽管如此，在病床上，他仍表现出惊人的工作意愿，依旧努力处理公司琐事。手脚不能动，就请我们帮忙开免提，与家人、同事沟通。查房时，我常能听见他冷静而条理分明的声音。

可无论他的头脑多么清醒，他的身体，终究被束缚在了病床上。

他本应该是社会的中流砥柱，却因一场醉酒，沦为生活不能自理的患者。

后来，他转往上海、香港接受康复治疗。但在我的临床经验中，神经的最佳恢复期是术后半年，而他手术后仍无明显恢复——意味着，他很难再做回一个正常人了。

中枢神经损伤后，手术能给我们一个修复的机会，但是通常很难百分之百修复。

当大树的主干，也就是我们的脊髓被紧紧勒上了一根金属丝，慢慢地，整棵大树供不上营养：有的树枝、树叶开始枯萎变黄，失去了生命；还活着的树枝上，仅有的叶子，也会因为养分输送不到位而耷拉下来。

当手术把金属丝松开以后，营养的通路就疏通了，那几片耷拉下来的叶子，浇水施肥以后也许会再舒展，但那些已枯萎的树枝永远都不可能常绿。而如果不及时松掉这根金属丝，整棵树可能就枯死了。

这也是为什么颈椎、腰椎手术，一旦损伤神经，最好尽快做。

只是，颈椎病进程缓慢，在这个过程当中，患者往往不会突然痛到难以忍受，就像温水煮青蛙一样，偶尔只是脖子酸一下、痛一下。很多患者就会觉得"我其实还好，并没有感觉很不舒服"。

而越重的毛病，越没有什么早期表现，都是悄无声息的。

当医生建议手术时，很多患者会觉得手术很耗费金钱和时间，大动筋骨还会伤害身体。有些人甚至可能花更多的钱去做一些非手术的治疗，比如不惜时间和精力去找网上听说的神医、神药。而医生下手术判断的时候，通常是依据手术指征，给出综合各方面考量的最优解。

在我看来，痛苦的反而可能不是恶性肿瘤，而是像颈椎病一样，一不小心摔一跤，瘫痪了以后才发现，原来自己的问题早已经这么严重了。

后来，我没有跟这位 CEO 再联系过。

原本他算得上天之骄子，而现在生活都很难自理。我相信他受到的不只是身体上的伤痛，还有心灵上的打击。很多价值他没有办法亲身去创造，自己反而成了一个躺在床上被照顾的人，成为亲人的负担。

我常常觉得，颈椎病是一场"开卷考试"，该怎么做，早已写在了试卷上。但最可悲的是，太多人选择了错误的答案。

02

被折断的人：一次惊心动魄的断肢再植

六七年前，我还是一个年轻医生，值夜班的日子多得数不清。

那是个夏秋之交的夜晚，夜风里带着些许凉意。那天刚吃完晚饭，急诊室的电话突然响了，铃声急促得像是在催命。接起电话，值班护士的声音透着紧张："快快！有个情况很严重的病人，需要你立刻过来！"我披上白大褂，立刻下楼冲进急诊的抢救室。

黑色袋子里的手臂

一推开门，就看到一个男人躺在病床上。他看起来很年轻，最多不过 30 岁，可他的右臂已经没了。空荡荡的肩膀上，厚厚的纱布被鲜血渗透，颜色深得发黑。

他的脸色惨白，额头渗着细汗，胸膛急促起伏着。那一刻，他的身体像一棵刚刚被砍掉枝干的树木，只剩下一副残躯体，在病床上微微颤抖。

患者身边站着一位阿姨，个子不高，约莫有50岁。一如其他这个年纪的女性一样，她穿着深色衣服，身上和眼里没有一丝亮色。抢救室的医生向她介绍，我是今天的骨科值班医生。阿姨扑通就向我跪了下来，哭喊道："医生，你救救我儿子，他的胳膊没了！"

原来，她的儿子在县里的工厂上班，不小心摔了一跤。胳膊顺势卷进了机器里，整个被绞断了。当地的医院看到这种情况，连忙摇头，建议家属来上级医院。于是，家属带着患者，连夜转院来了我们医院。

平日里，我主要治疗颈椎、腰椎慢性劳损，以及骨折这些常见疾病，断指、断肢再植不是我的治疗领域。断肢再植手术涉及骨骼、血管、神经、肌腱、皮肤等多部位，需要非常有经验、非常专业的手外科主任医师，因为这是一种复杂又细致的手术。

这些年，我在医院倒是遇见过不少断指患者，机械修理工、厨师，甚至是木工师傅。工作时一个不小心，锋利的刀具或者高速运转的机器就能带走一截手指。但整条手臂被彻底斩断，我是第一次见到。这需要极大的冲击力，往往也意味着更严重的创伤。随着各地产业的转型，这种情况更是少之又少。

第一次碰到这样的患者，我也很紧张。我望着病人右肩以下空空如也的区域，一阵恍神，大脑短暂地宕机，努力回忆书本上曾经学过的知识。不过，听到家属是由地方医院建议来的我院，还说我院肯定能治，我的内心升起一种被信任的感觉。我深吸一口气，强迫自己镇定下来，告诉自己：我是医生，必须马上行动。

顾不得太多，我马上问："那只手在哪儿？"

抢救室里，还有另一位年轻女人，应该是患者的妻子。一听我问，蹲下身来从床底下掏出一个巨大的黑色袋子。袋子里外套着两层，外层放着冰块，内层的袋子扎得紧紧的，里面便是断掉的手臂。

原来，患者的胳膊整个搅进机器以后，折成了三段。正常状态下，我们手臂的肌肉附着在骨骼上，神经和血管沿肌肉间的通道分布，共同配合，以完成手部的活动与功能。而这位患者的神经、血管与肌肉，都已经全部断开了，如同满目疮痍的战场。

断肢再植需要争分夺秒，越早进行，断肢的存活率越高，胳膊的功能恢复也会更好。这时候，距离事故发生已经4个多小时，已经快要到了断肢的再植时限。

再植时限是指断肢断离身体再植之后还能存活的"最大缺血时间"。一般认为常温下，即20℃左右，肢体缺血不超过6~7小时，基本上可以恢复；超过10~12小时，大多数演变为不可逆的变性，也就是难以正常恢复了。

那时是夏末初秋，即使在夜晚，浙江的温度也在20℃以上。外科书上说，在盛夏或我国南方，气温高又未经冷藏，虽然肢体断离时间不到6小时，但也可能无法挽回。

所以，我必须马上行动。

争分夺秒，重建血运

一方面，我让抢救室的医生紧急推进急诊手术流程，给他输液，把丢掉的血补回来。为了尽快手术，这时候还需要限制患者进食，以降低麻醉的风险。另一方面，我们为他同步安排术前检查，抽血、测心电图等环节，再看看有没有什么其他伤情。

还好患者年纪比较轻，身体的底子好，除了断了的胳膊，没有其他外伤，就是血流得比较多，血压稍微有点低。当地的医院也已经处理了他肩膀处开放性骨折的创面，清除了所有异物和碎屑。

与此同时，我打电话给手足外科的主任，并详述了情况。他们科室连夜召集了两队人马，组成了两个完整的医疗组：主刀主任下面配备一位主治医生和住院医生。一行人没过多久就从家里赶到了手术室，结合患者的片子制定了治疗方案。

因为肢体断离已经有一定时间，没有养分供给。缺血组织中，由于血供中断，细胞会依赖无氧代谢来维持基本的能量需求，产生一些酸性的代谢产物。这些毒素等到再次接通时可能会反流到体内。我们的手足外科团队非常有经验，一队人马处理人体的残端，把坏死的部分先修掉。

另一队人马处理断手，先用外固定架把手的骨头连起来，初步恢复原来的生理结构，防止骨性框架不稳定而破坏修复。再把几条主要的供血血管接通，看看断手能不能恢复血色。

血运重建可以防止神经和肌肉进一步受损，从而提高保肢率，对于断肢再植来说至关重要。手足外科的同事们紧接着通过显微器械，抽丝剥茧地接通血管。

那天虽然我没有直接参与手术，但我印象深刻：两组人马，每组三人作战，互相倒班，连轴转做了一天一夜。医疗组的人只换着睡一会儿，或者吃顿饭，很快又投入手术。

我当时想，手足外科的医生真的很辛苦，不仅需要细致地操作，还需要有强健的体格，紧急情况下，得没日没夜地连续作战。

终于，手掌保住了

经过 25 个小时的持续奋战，患者的这只手终于保下来了。

手术结束后，患者还需要在重症监护室住一段时间，不断观察手部的颜色、脉搏的跳动。因为是我值班时候收进的患者，所以我对他的关注更多一些。

手足外科主任告诉我："他的整个胳膊都保下来了，骨头也连接好了，之后把外面固定架拆掉以后，在体内放进钢板就可以了。五个指头活了大拇指，其他四根手指因为缺血时间太长，没有保住，稍微有些可惜。"

对于这个年轻人来说，有胳膊和没胳膊、有手掌和没手掌差别非常大。手掌是手部完成精细动作的关键部位，负责抓握、捏取和支撑。手掌的保存，直接关系到患者术后生活的质量与独立性。

如果没有手掌，这位患者上肢的功能性会丧失很大一部分。保留的手掌还可以让患者保持双手对称，进行双手协作的活动。大拇指对于手部的功能也格外重要，再植手术中，也应该优先保全。

回想起来，这位患者的断肢能够再植成功，离不开每一个环节的努力：

1. 工厂的正确处理

当肢体卷入机器时，立即停机，并把机器拆开，取出断肢。不能用倒转机器的方法移出伤肢。

2. 地方医院进行了预先清创与包扎

要尽快处理人体上剩下的残端，进行止血、包扎。首先用手、纱布把裸露在外面的伤口压住，再用绷带把它整个包起来，减少出血量。失去肢体的残端应多放清洁的敷料，加压包扎。

3. 家属正确保存了断掉的肢体

已经断掉的肢体，首先要用一个干净的袋子先装进去，最好能够密封。另外再找一个大一点的袋子，里面放上冰块或者冰水。然后把第一个袋子放进这个袋子里面，把整个袋子带到医院。这样残肢既不会直接接触到水或者其他液体，又能保持低温的状态，延长保存的时间。

4. 医院在再植时限内进行积极救治

不要吃东西，不要喝水，送入医院后尽快给患者输液，并在再植时限内对断肢进行血运重建，并完成再植手术。

断肢再植就是争分夺秒。越快把血管通路重新打通，越快到医院进行手术治疗，断肢接上的可能性就越大。一些研究认为，血管损伤引起的长时间缺血超过 8 小时，就达到了截肢的指征。

当然，以上的科普，希望看到这里的读者永远都不必用到。

六七年过去，当初那位患者的母亲哭喊着跪在我面前、妻子噙着眼泪从床下抽出黑袋子的场景，似乎就在昨天，就在我的眼前。

现代化的机器轰鸣声中，我国的经济高速发展，许多人在岗位上付出了自己青春。无论从事什么样的工作，"安全生产"不仅仅是墙上的口号，更是每个人对于自己、对于家庭的责任。

03

20 位医生的接力抢救：大学生纵身一跃之后

有时候，生死只在一瞬之间。患者选择跳楼，也许只是一念之间的决定，面对巨大的压力、无法承受的痛苦，决绝的动作仿佛能瞬间解脱一切。

然而，挽回这一瞬间的选择，需要整个医疗团队长时间的搏斗和无数个昼夜的抢救，以及一点命运的垂怜。

罕见的"三唤"

2022 年春天的一个傍晚，我正在进行一场常规手术，忽然接到了医务科主任的电话："急诊室有个患者，你赶紧来！"

手边剩下的两台手术，原本要进行到半夜，于是我回复道："主任，我在手术。"

电话那头好像没有听清我的话，只是重复："你赶紧下来吧。"

那年我已经是副主任医师，要值医院里的"三线班"，也就是在必要的时候，处理突发重大事件的决策，以及疑难病例的指导。那天，刚好也是我值三线班。

一般来说，值班时每个科室会有 3 位医生在岗。病房里有患者感到哪里疼痛，急诊有患者摔跤、骨折，要打石膏，通常负责"一唤"的住院医师处理便可以了。如果情况比较复杂，"一唤"处理不了，便会升级"二唤"，由比较有经验的主治医生或者年轻的副主任医师来操作。

电话打到我这里，属于"三唤"。接收三唤的医生，一般是比较有经验的高年资副主任医师和主任医师。大部分的突发情况，一唤和二唤的医生会处理好。我值三线班的时候，手机很少会响。有一整年（2023 年），我都没有接到过三唤。

这时候接到"三唤"，我有不太好的预感：一定出现了非常严重的情况。

那天，我大概是在早上 9 点进的手术室，接到电话时快到晚餐时间。做了 8 个多小时的手术，体力也快耗尽了。

还好上一场手术快要收尾了。我收拾收拾，从手术室一路赶去急诊抢救室。

等我赶到的时候，发现房间里面已经围了一大圈相关科室的主任，普外科、胸外科、血管科、泌尿外科……穿过人群，我看见一个男孩躺在病床上，皮肤白净，五官清秀，看起来不过 20 岁出头。

原来，是他跳楼了。

坠楼后，全身的器官都在出血

大量的失血，导致他原本就干净的皮肤透出一种苍白。

他是个大学生，杭州本地人，马上要毕业了。导师要求这两天提交毕业论文，他却迟迟没有写完，于是和学校沟通能否暂缓两天交。老师也比较为难，现在提交毕业论文的流程环环相扣：

论文在截止时间前提交后，要进行统一批阅；之后要外送给专家打分，评审一下符不符合毕业要求；符合的话，才能进入答辩的时间和程序……

听其他科室的医生说，因为论文没有办法再延期，他也写不出来，于是，做出了一个偏激的选择：跳楼。

男孩的家庭条件不错，住在自己家，父母早早地在学校附近给他买了房子，这已经远远胜出许多刚毕业的大学生了。至于他到底从几层楼跳下来的，大伙儿的说法不太一样，有人说是 15楼。根据骨科医生的经验，人从 15 楼跳下来，很可能就没命了。春天的杭州，树木疯长。也许是哪根强韧的枝条，在男孩坠落的中途拦了一下，挽救了他的生命。

送到我们这儿时，男孩身体里很多器官都在出血。急诊室医生先集中查找出血点，看优先处理哪里。监护仪显示他的心跳很快，血压很低，几乎要维持不住。对于坠楼的人来说，过低的血压提示他的生命仍处在危险当中，需要立即综合评估与处理。

急诊科主任向大家介绍他的情况："从目前检查情况来看，他全身到处都在出血，肺部、肾脏、肝脏……骨盆骨折了，里面在出血，两条大腿也都断了，目前正处于失血性休克中。"于是，我们一方面为他输血，同时进行补液，再给他用一些升压药，维持他的血压。

每个科室的主任都在分析自己领域的病情，全力救治这个男孩，一方面我们要尽快改善他贫血的情况，另外要综合评估，最先处理什么问题。而骨科这边的出血量是最大的，主要集中在骨盆。

我们的骨盆是一圈骨头，连接着我们的脊柱和双腿，里面大多是松质骨，在骨盆的周边分布着很多血管。骨盆一旦骨折或者摔裂，这些密布的血管就可能会被骨头折断的端口切割、撕裂，出血就很难止住。

这个男孩坠楼后，骨盆严重骨折，不仅骨骼碎裂，周围的小血管也被撕裂，出血量迅速飙升。人体内的血液总量约占体重的7%。以一个 70 公斤重的成年男性为例，他的循环血容量约为5000 毫升。我们教科书上写得很清楚，骨盆骨折一出血，很快可以到 2000～4000 毫升不等。如果骨盆出血一直止不住，患者随时可能陷入失血性休克，甚至丧命。

情况紧急，急诊、重症监护、医务科的多位主任迅速会诊，决定立即进行造影，检查骨盆周围的血管情况，确认是否有腹腔大血管破裂。如果出血持续无法控制，便要尽快进行血管栓塞术，封闭破裂的血管，以最快速度止血，争取抢回一线生机。

骨牵引：为抢救让出时间

作为骨科医生，我主要负责他骨折的情况，走近掀开他腿上的裤子，发现他断掉的一根大腿骨从皮肤上穿了出来，露在了外面。虽然做医生这么多年，各种情况都有见过，但看到这一幕我心里还是咯噔了一下：我知道他肯定很疼。但作为医生，这时候更要保持冷静，立刻想解决方案。

在检查神经功能的时候，我让男孩感受一下下肢皮肤有没有麻，脚趾还能不能动，他都很配合。虽然不能说话，但他会用眼神和点头来回应我的提问。

他很平静，一点也没有烦躁，脑子也很清楚，仍有求生的欲望，知道我们在挽救他的生命。我也不知道他为什么会剑走偏锋。

他的脚能动，点头示意我有点麻。我把手放在他足背动脉上方，能够感受到搏动。也就是说，他腿上的血管没有问题，主要是大腿骨以及骨盆的骨折。

男孩当时的身体情况，没法耐受急诊骨科手术，所以需要先做"骨牵引"，把腿部的问题放一放，把时间和资源先用在保住生命上，同时防止骨科的问题恶化。

骨牵引的目的是固定住两条大腿。当大腿断了、歪了的时候，可以用一根钢针穿到大腿或者小腿的骨头里面，并在外部借用一个滑轮的结构，纵向牵拉，使得双腿能够尽量维持正常的力线。

这种方法能够防止骨折进一步错位，并有利于减轻肌肉痉挛。否则骨头一直断在那里，他会感到很痛，翻身时也容易戳到血管和神经，造成进一步的损伤。戳出来的腿骨，需要同步进行消毒、清创，用消毒水、双氧水、生理盐水多次冲洗以后，再进行局部缝合。

做这样的骨牵引，操作之前，需要跟家属充分讲清楚情况，并且取得签字。

急诊抢救室外，围坐着男孩的一大群家属。他是本地人，家里关系近的亲戚，闻讯后都赶来了医院。大家都很着急，三五人聚在一起小声交谈各自掌握的情况。

哭得最伤心的是男孩的妈妈，几乎要虚脱。我把孩子大腿骨折的照片拿给他们，并解释要打钢钉。妈妈看了直接晕了过去，身体完全倒伏在另一位女性家属的肩膀上。男孩的爸爸也在小声啜泣，可以看出来他强装镇定。

我担心说得太严重，大家受不了，于是先安慰他的家人："目前孩子情况还算平稳，还没有生命危险，头颅也没有出血，神志清楚。但孩子的大腿断了，我们要尽快打好钢钉，把大腿临时固定住，之后做骨盆周边血管的造影，把出血先止住。"

男孩的爸爸极力控制着悲伤的情绪，快速沟通后，他在知情书上签了字。随后，我们立刻给男孩做了双下肢骨牵引，在他的两条腿上各打一根大钢针，把整个腿吊起来。三下五除二，骨牵引就在病床旁边做好了。这样一来，后续的操作就便利了很多。

一天一夜，20 多位医生的奋战

我们把男孩推进了复合手术室（DSA）做了造影，发现他骨盆周边的血管情况还好。急诊室主任又为他做了腹部增强 CT，发现肠系膜血管在出血。介入科的同事随即为他做了局部麻醉的造影和栓塞，以止住出血。

作为骨科医生，这时候我们还需要用一个圆形的骨盆兜，把男孩的骨盆完全包住、扎牢、扎紧，这样骨头缝里面的出血也会少一些。总之，一边输血，一边止血，处理好后就把男孩送到了重症监护室。

经过整整一天一夜，二十多位同事两班倒，这位男孩的血压终于稳定了下来。保住性命后，我们慢慢推进后续的治疗，包括骨折，还有肺、肝、肾挫伤的观察和调理。

这个孩子是不幸的，大学快要毕业，大好的青春年华还没来得及体验，这么好的一具身体，就变得千疮百孔；但他也是幸运的，即使做了错误的决定，从高层跳下来，竟也保住了性命，脑子没有摔坏，主要是骨肉的外伤。

刚过去的 2024 年，有许多公众人物自杀、选择安乐死的新闻，频繁冲上热搜。《2022 中国卫生健康统计年鉴》也曾公布，2021 年年末城市全年龄段人群自杀导致的死亡率为 4.31/10 万，农村居民为 7.09/10 万。根据当年末城镇、农村总人口推算，2021 年全国自杀死亡人数大概在 8 万。

现代生活的压力很大，有些人会觉得自杀也是一种选择。作为参与过许多次生死抢救的医生，我很难认同这个观点。

我呼吁对自杀新闻报道进行更严格的伦理审查，不要美化或者浪漫化自杀的行为，以免吸引他人，特别是未成年人的效仿。

每个生命存在即是价值。生命的魅力，在于不断地变化。痛苦只是暂时的，无论现在多么艰难，未来都有可能出现转机。而结束生命，意味着亲手抹杀了未来所有的可能性。

在社会中，我们从来不是一个人，我们与家庭、组织、集体都有深厚的情感纽带。当你感到走投无路时，及时向他人求助，进行心理干预，寻求社会支持。这不是软弱，反而是勇敢的表现。

04

人生的任何阶段，女性都要关注自己的腰

有一年正月，杭州天气回暖得特别快。春节之后，整个病房里透着一股暖融融的春意。复工后，我照例查房，意外看到了一张熟悉的面孔。

那是一位 30 岁左右的新手妈妈，几个月前，她曾来过我们医院。上半年生下宝宝后，她开始有了腰痛的症状。经过检查，我们发现她患上了轻度的腰椎间盘突出，但并没有很严重。

这种情况往往不需要手术，在急性发作期卧床休息 2~3 天，恢复正常后注意调整姿势，避免长时间弯腰、搬重物或剧烈运动，日常做一些核心肌群的训练，加强腰腹部和背部肌肉的稳定性，便可以慢慢康复。

于是，我们为她配了一点药，嘱咐了注意事项与康复方法，便让她回去了。

而那年春天再次见面时，这位妈妈坐起来已经很吃力，只能躺在病床上，脸上带着明显的疲惫，眉头也紧锁着。

原来，那年春节她和老公从杭州出发，自驾去福建泉州旅行过年。车子一路向南，要开上 800 多公里，就算不堵车，单程的时间也要 9.5 小时。

腰椎不好的人，不能久坐。这一点平日里上班可以控制，时不时起来上个洗手间，但是旅途中就比较难调整了。

一来一回，等到旅行结束，回到杭州一下车，她便开始腿痛、腿麻。原以为休息几天就能缓解，没想到疼痛却一天比一天严重，最终连平躺都无法伸直双腿，这才来了医院。

她告诉我，疼痛的感觉从大腿后方、小腿后方，一直蔓延至脚踝，总有"一根筋被拉牢"的感觉。这就好像是有一根弹力皮筋，从腰间往脚上兜紧了一样，限制了你的活动范围，伸也伸不直，只有把腿弯起来才会稍微舒服一点。

睡觉的时候，她想翻个身，也要做很久的心理建设，因为稍微动一下就像被电击，晚上也睡不好，就像在上刑一般。

医学上，我们管这种症状叫"坐骨神经痛"。这位妈妈由于腰椎间盘突出，对腰椎神经根产生了压迫。疼痛麻木的感觉会沿着坐骨神经通路，一直从臀部辐射到单侧的大腿、小腿，让她坐立难安。

除了椎间盘的问题外，我们发现她上下的骨头也有发炎，我们叫终板炎。终板是椎体与椎间盘之间的软骨结构，平日里能起到缓冲和支持的作用。因为腰椎间盘突出，终板承受了过大的压力，产生持续的隐痛，在腰部活动时还会出现锥心的钝痛。

后来，我们给她做了一个微创的手术，把突出的椎间盘全部摘掉后，神经的压迫也解除了。

这位新手妈妈是典型的都市白领。生孩子之前，她的生活节奏很快，朝九晚九的高强度工作，让她习惯了在电脑前一坐就是几个小时。

怀孕后，随着肚子越来越大，腰酸背痛成了常态。她以为这只是孕期的正常反应，咬牙忍忍就过去了。

真正让她措手不及的，是孩子出生后的日子——产后的虚弱，日夜颠倒的作息，再加上频繁弯腰抱娃、换尿布，她的腰痛变得更加频繁，甚至有时连站久一点都难受，最终落下了病根儿。

女性从怀孕到分娩的数个月内，体重可能会增加30斤左右，而腰椎也需要在这个过程当中，不断地适应增加的体重和日益前突的腹部。

妊娠相关的腰盆痛是孕期最常见的并发症之一，具体表现为背部疼痛和骨盆带疼痛，不同研究报告的患病率不一，约在20%至80%之间，大多数研究报告的患病率为50%。

这种疼痛是由生物力学和激素共同引起的。比如孕期人体分泌的松弛素，会增加韧带的松弛度，从而影响脊柱稳定性，引起背痛。与此同时，不断增大的子宫会使得母亲的重心前移，给椎间盘带来额外的压力。

也许在孕期18周，腰痛便开始显现，一般会在24周至36周间达到峰值。像这位妈妈一样，一部分女性的腰盆疼痛会持续到生产以后，甚至成为一生的困扰。

所以，怀孕后的腰椎问题，要引起重视。

如果腰椎本来就不好，开车或坐飞机突然间的加速、减速、刹车，或者过减速带过程中产生的震动，都可能造成继发伤害。我们常说的那种坐车的推背感，常常是背已经向前冲了，脖子还在后面追。

如果是坐长途汽车，路过服务区时，最好能够走下车活动活动。如果颈椎不好的话，最好出门带上 U 型枕一类的颈枕来保护脖子，尽量让颈椎处在相对稳定、有支撑的状态下。

当然，平时保持一定的运动量，增加肌肉，维持颈椎、腰椎的稳定性，也很有必要。

怀孕之前，先解决腰椎问题

如果你本身就存在腰椎问题，最好在备孕的阶段提前评估，必要时也可以优先把隐患解决掉。

我接诊的另一位女性患者，就是把手术的过程前置了。过去几年，她一直在国外生活。因工作需要，她长时间对着电脑绘图、画方案、开会、改稿，熬夜加班是常态。她习惯了伏案工作，也习惯了肩颈酸痛和偶尔的腰部不适。

最开始，腰疼只是偶尔的，一觉醒来就能缓解。可有一次，她在会议室里打了个喷嚏，一瞬间，像是有根紧绷的线被猛地扯住——腰部一阵撕裂般的疼痛蔓延到大腿。这之后，她坐也不是，站也不是，走两步之后，才能感觉好一些。

从那之后，疼痛和麻木就像甩不掉的影子，常常找上门来。她查了很多资料，隐约猜到可能是腰椎的毛病，可她正处于事业上升期，忙着出方案，甚至没时间去医院检查。

真正让她下定决心回国治疗的，便是怀孕——她和丈夫决定要孩子了。当她和丈夫开始备孕时，发现一直未能成功，检查后医生建议她尝试试管婴儿，但在这之前，得先把腰治好。

怀孕之后，腹内压增大，不像打喷嚏那样只是一瞬间的压力，而是持续地向腰椎施加压力。她的腰椎本来就有问题，若不提前处理，未来几个月可能会让腰痛加重，甚至影响孕期活动。

于是，她放下工作，买了机票回国，来我们医院，彻底解决了这个困扰她多年的问题。

在有选择的时候，及早干预

造成腰椎间盘突出的原因有很多，椎间盘变性也是其中之一，它指椎间盘内的胶原、纤维等因为年龄增长、长期反复劳损而逐渐退化、钙化或弹性下降。目前病因没有特别明确，主要由遗传因素决定，也受环境因素、生活习惯影响。

遗传因素是没有办法改变的，我们能改变的是我们的生活习惯和我们开始干预的时间。

我之前有一个患者，一家三姐妹同样都是椎间盘变性导致的椎间盘突出，小妹做了手术，又把大姐、二姐介绍给我看。一家人齐齐整整把腰部的隐患解决了，就少了很多后顾之忧。

当人到了晚年，再想治疗腰椎问题，很可能已经力不从心了。这时候，腰椎问题也许已经不是健康之中的主要矛盾，而腰椎治疗也往往受限于心肺状况等身体条件。

我的患者中有一位老年女性，已经 81 岁，也是因为腰椎间盘突出，腿一直很痛。

她的病史，厚得接近一本病历档案：

几十年前，她被查出糖尿病，每天打胰岛素已经成了日常；后来心脏出了问题，医生给她放了支架，让她勉强撑了过来；再后来，她又确诊了胃癌，不得不接受部分胃切除手术……

切胃以后，她吃东西变得极为困难，饭量大不如前，稍微吃快了点，就容易恶心呕吐，甚至连药都吞不下去。所以，保守治疗的药物，她吃了也容易呕吐。

而手术更是不敢考虑。多重的疾病给她的身体带去了太多的负荷，这时候，她已经吃不消麻醉了。也许打了麻药，手术台都下不来，只好硬扛腰椎间盘突出引起的疼痛。

腰痛没那么严重的时候，她还能偶尔出门走走，现在只能坐在床上，看着窗外的天光从清晨变成黄昏。没人会料想到，人生最后的一程，竟然是疼痛陪着她。

面对疼痛，许多女性采取隐忍的态度。

女性生来比男性经历着更多生理性疼痛，比如分娩时的阵痛、经期的疼痛。起初不猛烈的腰痛，常常会被忽视。但从医学角度来看，对疼痛的忍耐从来不是一种美德，而是一种可能被无限放大的隐患。

怀孕给女性的腰部带来额外的负荷；女性在日常生活中，还经常充当照护者，而持续地俯身、弯腰，沉重的家务劳动对椎间盘也很不友好；年纪上来后，骨质疏松相对会提高腰椎问题发生的概率……

所以，我想提醒广大的女性，在人生的任何阶段，都需要重视自己的腰椎问题。

骨科的大部分毛病，及早处理都有不错的效果，说成"早一天干预，早一天享受人生"，也不为过。我们能做的，是在有选择的时候，把颈椎、腰椎上的定时炸弹给拆掉，让往后余生的每一天，都自主而轻松地过。

05

多点关心，别让家人换上"钢筋混凝土脊柱"

身高两年下降 10 厘米

短短两年时间，我的一位患者，身高下降了 10 厘米。

她是一名 70 多岁的女性，走进我诊室的时候，她一直弓着背，全程没能直起腰，保持着像虾一样的姿势。因为严重的驼背，穿合身的衣服会露出后腰，所以她特意套了宽大的罩衫，前面的衣摆长长地垂下来，一直盖到膝盖上方。

人上了年纪，慢慢变矮，其实是脊柱和椎间盘老化的过程。

一方面，因为脊柱骨质疏松，每一节原本方正的骨头，慢慢变成了前低后高的形态，一连起来前短后长，就会变成驼背的状态，人也会越来越矮。另一方面，随着人的年纪慢慢增大，我们的椎间盘，也就是两个骨头中间的垫片也会老化，不如之前充盈、有弹性。人的身高自然也会变矮。

但如果像这位阿姨一样，身高忽然下降得比较多，可能是发生了骨质疏松性的脊柱压缩性骨折。两年前，阿姨在家弯腰提了一桶水，那时就出现了腰痛。但因为疼痛并不剧烈，阿姨的耐痛能力也很强，便没有去医院干预。

骨质疏松性骨折的患者，通常没有重大创伤的病史，往往是在忽然弯腰、咳嗽、提重物之后，出现了急性背痛。疼痛的部位通常位于脊柱中线，也会辐射到双侧或单侧的胸、腰部等位置。疼痛也可能是缓慢发生的，表现为钝痛或者锐痛，有时会蔓延至腹部。与此同时，患者还会慢慢驼背，变矮。

来我这儿看病的前一个礼拜，阿姨又感觉到腰痛，并且这一次痛得忍受不了，才来医院拍了片子。我看了片子后，瞬间明白了为什么阿姨变矮了那么多。原来是她脊柱中间的一节骨头——第十二节胸椎骨，已经从一个方正的形状，被压成了一条线。相邻的几节胸椎，也被压成前低后高的梯形。

可以推测，两年前阿姨就因为受伤，患上骨质疏松性胸椎骨折，但因为疼痛能够忍耐，就一直没有去医院。由于骨质疏松性骨折发生的部位不同，临床上确实有一些患者能够承受这种疼痛，而不进行医疗干预。

这位阿姨也是如此。一方面是患者的年龄大了，对疼痛的感知会更弱一些。另一方面，骨质疏松性骨折可以理解为骨头出现了裂缝，不会造成像普通骨折那样剧烈的疼痛。也许，她在骨折发生后的前一两周感到非常痛，特别是当身体位置改变时，比如从床上躺着到坐起来，从坐起来到站立，或者在床上翻个身，但保持特定的姿势，又觉得不那么疼了，所以便一直忍耐了下来。

非常无奈，这位阿姨的老伴和子女也没有觉得异样，可能觉得驼背只是自然老化的现象，没有关注到阿姨的身高越来越矮。就这样，阿姨在不知情的情况下，该干活干活，不断地弯腰、提重物。慢慢地，骨折的第十二节胸椎的骨头就被越压越扁，最后变成一条线，背也逐渐弓成了虾的形状。

在脊柱上建起"钢筋混凝土"结构

没想到，两年后，阿姨又受伤了。

和两年前一样，她提了一个重物，导致了新的骨质疏松性骨折。这一次的位置，是在第十二节胸椎下面的第一节腰椎，疼痛的感觉很剧烈，这才来了医院。

骨质疏松性骨折后 1 年内，再次骨折风险可达 50% ~ 60%。患者背部长期后凸，脊柱重力线就前移了，使得相邻椎体受到的弯曲应力比正常人的更加明显。这就容易导致相邻椎体的继发骨折。这样的恶性循环，在胸椎压缩性骨折的老年患者身上并不少见。

还好，这一节骨头目前还没被压变形。只是，阿姨已经错过了微创手术的最佳时机，要么保守治疗，采取卧床的方法，要么做大的、开放性的手术，把已经压扁的骨头截掉，把阿姨的腰变直，同时解除她新出现的骨折导致的腰痛。

综合评估了她的身体状况，以及征求家属的意见后，我们决定在全麻下给她做一场截骨手术。

到了这个年纪，又有旧伤，阿姨的骨头已经很松，手术的难度有点大。手术需要先将原来的骨头截掉，再用螺钉、钛棒固定住。由于阿姨的骨头太松了，螺钉打进去，就像钉进沙子里一样，一点也不牢固，所以需要结合骨水泥，把钉子与骨头粘住。

我们在她的脊柱上建起"钢筋混凝土"的结构，并在新发的骨折处打了骨水泥，缓解她的疼痛。

手术之后，阿姨的背终于能够挺直了，整个人也舒展很多，虽然身高相较以前仍略微下降 3～4 厘米，但不驼背，背部也不痛了。终于，在弯腰两年后，阿姨"挺起腰杆，重新做人"。以前睡觉时，由于严重驼背，阿姨只能侧卧在床上，现在也可以放松舒服地躺下了。

手术虽然顺利，但这些苦阿姨原本不必吃。如果这位阿姨能够早一些来医院，对症处理，一个微创手术就能解决问题，腰背不至于痛两年，第二次骨折也许就不会发生。当我们受伤或者身体出现不舒服时，比如背痛、腿麻、手脚无力，超过了两周还不好，应该第一时间去正规医院检查。

特别是绝经以后的女性，即便还没有骨质疏松，也要开始关注自己的骨骼。

2022 年，一篇综合多个独立研究结果、统计分析的文章显示，2000~2020 年我国老年人骨质疏松的患病率约为 37.7%，女性各个年龄段骨质疏松的发病率，都要比同年龄段的男性高；男性与女性的年龄每增加 10 岁，骨质疏松的增长率分别为 15%

和 20%。

如果及早补钙，补充活性维生素 D，或使用相应的其他药物，让自己的骨密度提高，那么一次扭伤、一个喷嚏、一屁股坐地上这种简单的外伤、瞬间的力量，就不容易直接造成骨折。

对于女性来说，绝经后每年体检，最好做一次骨密度筛查，看看自己有没有骨质疏松的情况。如果有，及时筛查原因，看看是不是吃素太多、太阳晒得不够、胃肠道吸收能力变差、激素水平变化等情况导致的。身体缺乏什么就补充什么，趁早干预，会少吃很多苦。

从更功利一些的角度出发，及时处理骨科相关的疼痛问题，也可以节省很多治疗费用。有研究指出，到 2050 年，我国骨质疏松相关骨折将增至 599 万例，治疗总成本为 254.3 亿美元，会给家庭与医保体系带去沉重的负担。

如果这位阿姨在第一次压缩性骨折发生时，就立刻来医院处理，只需要做一个打洞的微创手术；医保报销之前，花费在 1 万元左右，安全性也更高；而这样一次全麻的截骨手术，不仅患者本人要面临更高的风险，报销前手术费用也要 5 万元起步。

关注自己疼痛的感受，少吃苦头，少花钱，这笔健康账、经济账，相信每个人都算得明白。

06

医生不会平白无故让你手术

一次寻常的摔倒，打破平静的晚年

我有一位病人，是公安系统的老领导。虽然他已快到退休的年纪，但年轻时工作养成了习惯，闲不下来，没事的时候总喜欢找点活干一干。

有一回，他一个人在家，看到地砖上有些灰尘，便顺手拿起拖把，想着把地拖一拖。家里的地砖老旧，早已被磨去了纹路，光滑又结实。阳光透过窗户洒在地上，映出一片片晃眼的光斑。

不确定是眼花使错了劲儿，还是地砖太滑，当这位老领导对着一块陈旧的污渍，用力向前推动拖把时，脚下忽然一滑，整个人猝不及防地向后仰去。还来不及伸手扶一下桌子，他便重重摔在了冰冷的瓷砖上，后背狠狠砸在地上。

他想要翻身，可腰部像是被钉死了一样，根本动弹不得。他尝试弯动双腿，却发现使不上一点力气；想掏出手机，给家人打电话，却发现自己连手也动不了了……

老人家本身就有颈椎病，本来是应该手术的，但一直拖着没有处理。摔倒后地面的一个外力，快速加重了他颈部脊髓神经的压迫，直接让他无法活动了。

屋子里很安静，窗外的树影轻轻晃动，偶尔传来几声鸟鸣，远处传来阵阵汽车的轰鸣，而摔倒在地的他，像是与外面世界隔绝了，被一股无形的力束缚住。

躺在地上的时间，仿佛被无限拉长。老干部的视线扫过天花板，扫过窗外的阳光，扫过茶几上的水杯，最终落在地砖上——那里还有刚才拖地留下的水渍，正缓缓渗入缝隙中，像是时间在他眼前慢慢流逝，而他却无能为力。

过了很久，家人回家才看到他躺在地上，赶紧送到了我们医院。后续我们为他做了手术，可这时候已经晚了。

手术后，老爷子手脚的力量虽有改善，也只能恢复到肌力二级的水平：能在床上来回移动，但不能抵抗重力，把手脚抬离床面了。他原本是马上退休享清福的年纪，现在却只能在床上度过余生了。

分享这个故事，是因为自打我做医生开始，很多病人都问我一个相同的问题："医生，我这个情况一定要手术吗？"

大部分人的颈椎、腰椎疾病，都具有自限性，可以通过保守治疗、康复或者药物来改善，而当医生告诉你需要接受手术治疗时，问题已经到了很严重的地步。

碰到不愿意手术的患者，我会跟他们说：你的情况非手术不可，不然就很可能要瘫痪了。这可不是危言耸听。突出的椎间盘，在有些情况下就仿佛是一颗随时可能引爆的大炸弹。

随着我们年纪增大，本来富有弹性的椎间盘，慢慢流失了水分。包裹住椎间盘中间胶质物髓核的纤维环，弹性也逐渐降低。一些常见的意外情况，比如摔倒、急刹车等，都可能会让椎间盘突出的进程瞬间加快，带来无法挽回的后果。

炸弹爆炸了以后，再想挽救，意义就不大了。

医学面前，人人平等。不管你在社会上积累了多少财富，拥有了多高的社会地位，都只能躺着进手术室，再躺着出去。只有在炸弹没有引爆的时候，拆弹才更有意义。

有时候我不跟患者说得太严重，是不想引起医患矛盾。颈椎的毛病，也许是可以拖几个月，但你在延迟手术的过程中，必须好好保护自己的脖子，而且要注意休息。最佳的选择，是尽快选一个日子把手术做了，把炸弹拆了。

因为摔倒忽然加重病情的患者，远远不止这一个。而且，一旦炸弹引爆，你便无法做自己身体的主人。任何一个环节出错，都可能把你的人生错误地导向一种不可控的结局。

摔倒后的失控人生

我的病人中还有一位中年女性，每天习惯性早起，早上6点，就起来为家人准备早餐，接着收拾客厅，开始一天的忙碌。即使有时候感觉到颈椎不舒服，她也没有当回事，觉得不过是年纪大了些，劳累带来的小毛病罢了。

那天和往常没有什么不同，她轻轻拉开卧室的门，走向客厅，准备和以前的每一个早晨一样，走到厨房烧水。但刚走出两步，她被孩子的玩具车绊倒，重重摔在冰冷的地砖上。

她试图撑起身体，可手脚仿佛被无形的枷锁束缚，使不上任何力气。她努力张开嘴巴，想喊醒家人，但声音微弱，无法穿透卧室紧闭的门窗。而卧室里的丈夫和孩子，仍在熟睡之中，对外面的动静一无所知。

客厅的地砖冰凉刺骨，寒气沿着皮肤渗透进骨头。她的意识仍然清醒，能听到客厅墙上的钟表"嘀嗒嘀嗒"，能感受到时间一点点流逝。

后来，终于有人起床，家人的惊呼声打破了清晨的寂静。而这个时候，这位患者已经躺了2个小时了。

120很快抵达，将她先送到了家附近的小医院。医生没往颈椎病的方向判断，匆忙诊断她是脑梗，开了抗凝血的药物喂她服下。而她真正的病因，却是椎间盘突出压迫到了脊髓，导致无法活动。

在小医院治疗了12小时后，家属发现一点好转的迹象都看不到，才送到我们急诊。这时候，距离这位患者摔倒，已经过去了大半天，而且又吃了抗凝血药，如果直接手术，切开以后血都无法止住，所以没办法立刻进行手术。

人的神经管道就那么细，出了点血极大概率会形成血肿，压迫到神经，变成血块流不出来。误诊导致无法手术，这位患者的脊髓就一直被这么压迫着。而人的脊髓不同于普通的组织，最佳治疗时间一旦错过，损伤几乎不可逆。

等到所有抗凝血药代谢掉，已经过去一个星期，而这位患者已不会动了，因为脊髓已被完全压坏，这时候再进行手术可能也无法带来任何变化。

如果她早一点对自己的颈部疼痛重视，提前干预，及时通过手术移除这颗"炸弹"；如果家人早一点醒来，早点发现她倒在地上；如果她送去的是一家能立即做出正确判断的大医院；如果她没有错吃抗凝血药，能第一时间接受手术……

可现实中，没有"如果"。当一个人倒在地上，无法动弹的那一刻，她已经彻底失去了对身体的掌控。而在她无法自救的时候，任何一次判断失误，任何一点耽搁，都会让她离康复越来越远。

所以，在门诊当中遇到这类必须手术、又很不想手术的患者，我就会尽力劝他们：第一，回家先跟家里人商量一下，因为不管大小手术，微不微创，手术都是很大的事；第二，你可以选择在哪家医院做，但你肯定得手术，不要抱有侥幸心理。

不是每个人，都拥有手术的选择

腰痛的原因有很多，有些人是因为椎间盘突出，有些人可能是患上了更严重的问题。

曾有一位患者，腰痛忍了很久，才来医院。他50岁出头，皮肤被太阳晒得黝黑，手掌布满厚厚的老茧，一看就是个干活的实在人。他告诉我，腰有点不对劲，痛了快一个月了。

这位患者家里的条件很特殊，有7个兄弟姐妹，上面有3个姐姐，下面有3个妹妹，他是唯一的儿子。他是世俗意义上的好男人，没有什么不良嗜好，既不抽烟，也不喝酒。不愿意耽误干活，所以他忍痛了一段时间才来我们医院就诊。

我们一查，发现他的好几节腰椎都长了肿瘤。人体的骨头里没有肉，血液供给也不丰富，肿瘤细胞不喜欢。所以骨头上发现的肿瘤，一般不是从骨头缝里长出来的，多半是从其他地方转移过来的。

进一步检查后，发现他已经到了肺癌晚期，发生了全身骨转移。如果是普通的腰椎问题，我们还可以考虑手术。但癌细胞已经攻陷了他的骨骼，没法再讨论腰椎要不要手术了，只能立刻转到肿瘤内科，看看是否还有别的办法，为他争取时间。

老百姓总是"忍"字当头，凡事忍忍就过去了，有些毛病是能自愈，但有些小毛病会拖成大毛病，有治疗余地的，又拖成了没有余地的。

如果第一时间发现腰椎、颈椎的问题，立刻充分休息，遵医嘱吃药，做康复训练，病情可能就不会再发展下去。很多人挺着挺着，最后只能做手术，把椎间盘摘掉。而有一些人腰痛，背后可能是更凶险、复杂的疾病，总归是早发现、早干预比较好。

我们做科普叫"治未病"，说得官方一点就是"把疾病关口前移",预防大于治疗。患者已经瘫痪了才来做手术,虽然仍有意义,但作用却不大了。在患者刚开始出现手麻、脚麻的先兆时就发现问题,并及时治疗,才是最好的。

很多年轻人喜欢在网上说,自己长相、学历、工作,没有一项突出,只有椎间盘突出。这虽然是一句自嘲,但也部分反映了目前大家工作的压力与腰椎的健康现状。

作为骨科医生,一天可能会遇到80多个不同程度的椎间盘突出患者。对于患者的劝告,我会重复千万次。当患者感受到自己还是有人在乎的,还是有人关心他们的身体,可能就会做出不同的选择,尽早治疗,把该做的手术做了,早点把"炸弹"给拆除。

曾有一项研究讨论了1990~2016年中国人腰痛的患病率,结果发现截至2016年,中国约有6730万例腰痛患者,患病率为4.2%;腰痛是造成中国人健康年损失的第二大原因。这里的健康年损失,是指疾病或伤害,导致人们在一段时间内未能享有完全健康生活的年数。

工作与赚钱,是为了更好地享受生活。健康的身体,就像是前面的那个"1",如果失去了最基本的生命权,失去了自由活动的能力,后面赚再多的钱,加再多的"0",还有什么意义呢?

07

脖子外伤须第一时间检查，错过时机恐致瘫

时间，总是在不经意间决定人的命运。

有时候，它是一根救命的绳索，在你坠落之前，被你牢牢抓住；有时候，它又像一扇慢慢关闭的门，当你犹豫片刻，机会便已消失无踪。

在颈椎损伤的治疗中，时间的重量更是沉甸甸的——它意味着恢复，意味着行走，意味着自主呼吸，甚至意味着一个人还能不能拥抱亲人、握住朋友的手。

2021 年，发表在《柳叶刀》杂志的一项研究，讨论了急性脊髓损伤手术减压的时间窗口，发现急性脊髓损伤后，在 24 小时内进行手术减压，有助于改善感觉运动功能恢复；受伤后的前 24 ~ 36 小时，似乎是急性脊髓损伤后进行减压手术、实现最佳神经功能恢复的关键时间窗口。

脊髓损伤的手术，越快越好，这就像一块硬邦邦的砖头一下子砸在像豆腐一样的脊髓神经上。手术的目的，就是第一时间把

这个砖头搬开，否则豆腐肯定就全碎了。

这里，我想讲两个故事。一个人抓住了时间，另一人错过了它。两场手术，两条截然不同的生命轨迹，展现出时间对颈椎治疗的仁慈与无情。

第一时间手术，脊髓损伤也能恢复良好

第一位患者，是位 60 岁出头的大爷。他去附近的小公园晨练，散步到菜场选购便宜且新鲜的当季果蔬，回家捯饬午饭……退休后，他的生活规律得像一座精准运转的时钟。可有天早上，一件小事差点颠覆了他平静的晚年。

冬天的清晨，屋外雾气弥漫，窗玻璃蒙着一层薄霜。大爷从温暖的被窝里起身，习惯性地伸了个懒腰，又向左、右晃一晃脖子，准备起床。可就在那一瞬间，身体传来一阵异样的感觉——左手像被突然抽去了力气，左腿也跟着一软，像踩进了虚空。

还好家里这时候有人，当机立断拨打了 120，并在第一时间将大爷送到了我们医院。一检查，发现是巨大的椎间盘突出，直接把他的颈椎压牢了，伤到中间脊髓的芯，导致了半身瘫痪。

这位大爷表现出的症状，是单侧的手臂和腿部力量严重减弱，有些人则会完全丧失感觉，或是手指和手臂活动起来会有一些笨拙感；损伤严重的部位，可能无法感觉到疼痛、温度或触觉。临床上，我们管这种症状叫"脊髓中央管综合征"。

如果患者本身就有颈椎病，较轻的创伤，像跌倒、急刹车带来的冲击，就可能会引起急性脊髓中央管综合征。通常来说，这种疾病会导致上肢运动功能受损，且比下肢更为严重，可能同时引起膀胱功能障碍；损伤部位以下的身体，会经历不同程度的感觉丧失。如果只是半身出现问题，我们叫"脊髓半切综合征"。

因为送来得及时，我们也马上安排了急诊手术，去除了压迫在脊髓上的椎间盘。第二天早上去查房，发现大爷的手和脚就跟正常人一样了。

家人的正确判断，给大爷受伤的脊髓争取到了时间，得以第一时间手术，也保住了他幸福安详的晚年。

行医多年，家属都很关心，病人做了手术以后，能恢复到什么程度，能继续走路吗？手脚力量的恢复情况，取决于患者自身的身体情况、受伤的部位与严重程度，以及手术的治疗时间。

医学上有一个肌力评估量表（Manual Muscle Testing, MMT），用来评定手脚的恢复情况，主要通过评估肌肉的收缩力量来实现，分为 0 到 5 级。

5 级就是正常力量，即我们的关节可以在重力作用下，抵抗正常强度的阻力并完成我们期待的活动。

0 级则是完全不会动，肌肉不会发生收缩，一般存在神经损伤或严重肌肉损害。如果患者受伤时已经是 0 级了，手术也是很难恢复的，因为可能永远就是 0 级了。

3 级指在重力作用下，关节可以完全活动，但无法抵挡其他任何阻力，比如能抬一下胳膊，但提不了东西，和 90 岁的老爷爷差不多。如果想要走路，起码要恢复到 4 级，即在重力作用下，关节可以对抗轻度的阻力并完成全程活动。

上面这位大爷，治疗前肌力大概是 3 级的水平，因为我们在最短时间内完成了手术，效果特别好，所以他得以恢复到了 5 级，和正常人没有太大差别。

但并不是每个人都这么幸运。

错过治疗时间，终身瘫痪

一般颈部脊髓损伤、颈椎有外伤或者突然间瘫痪的患者，如果身体吃得消，我们会在一两天内就把手术做完。压迫解除得越早，才有希望恢复得越快。如果错过了手术的窗口期，患者的最终结局，就可能会有很大的不同。

我有一位山东老乡，职业是律师。他在工作中，言辞犀利，做事果决。直到有一次，向我咨询母亲的病情，第一次流露出了不知所措的表情。

他的妈妈也是 60 多岁的年纪，身子骨硬朗，平日在家看顾农田。每逢集市，习惯独自骑着农用三轮车到镇上去赶集，买些菜肉、瓜果与种子。

可那天，她刚骑上车，还没离家门多远，驶过一段土路，车轮不知怎么一颠，车猛地翻倒在地。由于重心不稳，她的后脖颈重重地砸在地上。同村人见状，赶紧跑过来扶她，但她的手脚已经使不上劲了。

老乡接到消息时，母亲已经被送到了县医院。作为律师，他能迅速抓住法律漏洞，却对医学一窍不通，只能不停地问医生到底能不能治。当地的医生支支吾吾，说要等专家会诊。

隐隐感觉事情不妙，他便把母亲的磁共振片子匆匆发给了我。

我打开影像，一眼就看出了问题：

磁共振上，健康人的脊髓呈现出黑色。脊髓边上会有两条白白的线，是我们的脑脊液。我们的脊髓，就在脑脊液中飘来飘去。平时，因为有脑脊液的保护，稍微摔一下并不会震到脊髓。

但他母亲的片子上，白色的脑脊液消失了，黑色的脊髓上出现了白白的芯子，说明脊髓神经内部损伤或者出血了，提示颈脊髓损伤。

我告诉这位老乡，他母亲的情况很严重，可以说是除了脑子的疾病以外最厉害的疾病了，需要在 24 小时之内做手术。

可县医院的医生却迟迟没有动手，他们说要等外地专家抵达后再决定方案。我拼命地给他解释母亲的病情，告诉他该做什么手术，建议他如何联系更权威的医院。

时间一分一秒地流走，他的母亲最终在周转中错过了手术窗口。最后，请再厉害的专家都没有用，老太太这辈子也失去了重新站起来的可能。

对一个健康人而言，控制自己的双手、双脚，就像呼吸一样简单。这是因为我们的体内，有一条承载信息的高速公路——脊髓，能够快速而准确地管理大脑发出的所有指令。

岁月静好的日子里，脊髓被好好地保护在椎管之内，不会因为随便的震动就受到外界伤害。

我们的神经网络，就像是这条高速通道中分布在全身的各个出口，负责来回传递大脑与身体各个部位之间的信号。当椎间盘突出时，神经网络就像是遇到了落石。一旦传递信号的通道被挡住了，我们的手脚就会感到麻木或者无力。

这时候因为高速公路的主干道还在运行，我们身体的其余部位仍能正常接受支配。

而当椎间盘突出很严重，或者忽然受了一些外伤，压迫到了脊髓的芯，就像是高速公路的主道被掐断，身体各个部位都不听使唤了。

有些人摔一跤，便瘫痪了，便是这个道理。

所以，当脖子受到了外伤，损伤到了脊髓，时间等于生命。第一时间判断病情，接受及时、正确的治疗，对于患者后续的生存质量至关重要。

如果你在线上咨询医生，首先要讲清楚病人的情况：

1. 病因是什么，是外伤，还是原先就有颈椎病？

2. 病人到底怎么不舒服，到了何种具体的程度？

3. 提供磁共振的电子链接或能直接扫描查看的二维码。这样医生在手机或者电脑上可以放大缩小，看到清晰的片子，即使远程也可以了解到具体的情况。

现实情况是，有些患者摔伤后，会出现很多意想不到的情况，并发其他很多问题。

急诊室中需要先处理危及生命的情况，比如全身性的出血、呼吸困难或者气胸等。再比如患者出现了严重的骨盆骨折，导致大量出血，死亡率可高达 18%~40%，需要先大量输血，及时止血。

这些情况都需要先救命，颈椎的问题就只能放一放。再比如，有些患者肺不好，有一些老人家有慢性支气管炎等，全身麻醉容易导致拔管困难，根本没法做全麻手术，就得先养着。

而这一耽搁，时间流逝，人可能就再也站不起来了。

保护好我们的脖子，它比想象中更重要

做医生这些年，我见过太多因外伤导致颈脊髓急性损伤的患者。这些伤害来得猝不及防，有些是因为高能量撞击，有些是日常活动中的意外，而结局往往取决于受伤的方式、损伤的严重程度，以及最关键的——治疗是否及时。

刚工作那年，有位宁波的游泳教练让我印象深刻。他长相俊朗，身材健硕，是那种一看就经常锻炼的人。那天，他在游泳池练跳水，却没注意到水深不够，头部直接撞到了池底。强烈的冲击力让颈椎瞬间过度弯曲，诱发脱位和骨折，脊髓也遭到了严重压迫。

送到我们医院时，他的手脚完全不能动，连呼吸都无法自主完成，只能依靠气管插管。手术虽能复位骨折，但脊髓损伤不可逆，他最终戴着呼吸机被送回宁波，未来的生活，也许只能在呼吸机的辅助下度过。

并非所有颈椎损伤都发生在剧烈冲撞中，一些看似寻常的理疗，也可能成为压垮神经的最后一根稻草。

我的患者中，有一位 30 岁出头的小伙子，微胖，工作久坐，颈椎一直不太舒服。清明节放假，他想着好好放松一下，去做了推拿、刮痧。回家倒在沙发上睡了一觉，第二天醒来，身体竟然完全不能动了。

送到医院后，我们准备从后颈部做手术，剃头发时才发现他的脖子上一片瘀红。我一问，他才支支吾吾地承认，前一晚刚做过推拿。检查结果显示：巨大的椎间盘突出已经压迫到了脊髓，而推拿的外力，很可能加重了损伤。

哪怕这位患者被第一时间送到了医院，我们连夜做了手术，把神经释放出来，但压坏的部分很可能无法恢复了，小伙子术后只能在康复机器人的辅助下慢慢走路。

还有一类伤害，是很多人都可能遇到的——车祸中的"挥鞭样损伤"。

一位从东北来的骨科医生，在杭州进修时坐出租车外出。司机一个急刹车，他的脖子跟着狠狠甩了一下。几秒钟后，他的手突然失去力气，也开始发麻。

这是典型的挥鞭样损伤，当车辆突然减速，颈部剧烈前后甩动，椎间盘会像夹心饼干一样被瞬间挤压，导致急性突出，甚至损伤神经根。

幸好，他的损伤相对较轻，经过及时干预，避免了更严重的后果。但很多人在追尾事故中并未重视这一损伤，直到几天后，甚至几周后症状加重，才意识到问题的严重性。

上面所说的案例，都是急性损伤，和温水煮青蛙还是不一样的，就像是一块板砖，直接拍在了嫩豆腐块上。神经损伤的程度可大可小，但最要紧的是第一时间及时移除这块板砖，解除神经压迫，减少瘫痪的风险。

而瘫痪是一种持续的处境，并非人生的终点。

作为医生，我们遇到过各种各样因为长期卧床导致的并发症。瘫痪的患者躺在床上，肌肉都不会收缩，又不会咳嗽，呼吸和排痰功能减弱。痰液会在肺里越积越多，容易引起坠积性的肺炎。

如果家属没办法经常为患者翻身，屁股压在下面，容易得褥疮。褥疮反复感染，严重时骨头都会露在外面，也会导致死亡。

长期卧床，血液回流减慢，血液容易凝结，形成血栓。血栓在腿上其实问题不大，可下半身的血栓一旦掉下来，随着血液循环，便容易引起肺栓塞或者脑梗……

它将患者的生存质量与家人的辛劳程度对立了起来。我们遇到的大部分患者，都会觉得瘫痪还不如死亡。

而这些因为脊髓损伤而瘫痪的人，大脑往往还能清晰运转，甚至可以对话，但他们没有办法动弹，也不再拥有支配身体的权利，还会因为家人日复一日的照料而产生愧疚。

所以，脊髓损伤的手术，是与时间的赛跑。我们做科普的意义，就是让大家抓住时间窗口，不让原来自由且充满选择的生活，滑入这样两难的境地。

08

一根神经"卡住两处"，疼到无法穿衣盖被

2024 年夏天的一个星期四，我做了一天的手术，晚上回到家时，已经很晚了。杭州的夏季潮湿闷热，洗完澡，本打算看看手机消息便休息，忽然看到微信通讯录图标上，冒出一个小红点：原来是一位求医的患者，发来了好友申请。

他的头像是一张泛黄的旧合照。照片上的人，都佩戴着红底黄字的荣誉绶带，有的写着"工人先锋"，还有的写着"劳动模范"。通过好友申请，我才知道对方是江西的一位村干部，40 多岁，平时扎根在基层，工作很忙，压力也很大。有一天，他蹲在家里的小院里侍弄花草，右腿小腿的外侧和脚背忽然感到一阵触电般的疼痛。这之后，他便不能走路了，每天只能躺在床上。

最痛苦的是，他的腿脚不能碰到任何东西：白天睡觉不能穿裤子，布料一沾腿，就疼得要跳起来；晚上睡觉不能盖被子，因为轻微的重量都会让腿脚感到疼痛；夜里翻身，腿脚碰到任何东西，就像被电击一样火辣辣地刺痛。

他去当地县医院住院，挂盐水，吃止痛药，做针灸……八天下来，没有任何起色。连续多天没有睡觉，整个人的精神都要崩溃了。

我看了这位村干部在本地医院做的磁共振，发现腰椎倒数第二节存在中度椎间盘突出，压迫到了神经，似乎不是很严重。但他的描述确实有点严重，痛觉过敏，也就是说，他对外界刺激的体验，异常增强了，感受到比正常人能知觉到的更猛烈的刺痛。

这位患者告诉我，同村人在我这儿做手术效果特别好，便要了联系方式，虽然自觉这样直接联系有点冒昧，但实在是痛得不行了，也顾不了太多。

看到患者这么痛苦，又那么信任我，我还是想尽可能帮帮他。我在微信上安慰："如果您真的痛得要命，在当地治疗没有效果，相信我的话，可以到我医院来，但你现在的情况是坐都坐不了，要躺着过来。出发前告诉我，提前给你留床位，这就不用担心排队太久、住不进来。"

跨省看病，是个折腾的事情，毕竟从江西到杭州开车至少要4个小时。患者听了我的话，打算先和家人商量一下，也安排一下车，后天或者大后天再联系。于是，那个晚上我就把这事先放下，去休息了。

第二天依旧是工作日，早上6点15，我就醒来了。起床后打开手机，看到这位村干部再次发来了微信，留言的时间显示是凌晨4点。原来，昨天晚上又是一个不眠夜，他实在痛得受不了，决定马上出发来杭州，傍晚就能到，问我能不能帮他安排一下住院和床位。

我应了下来，叮嘱他一路都要平躺，要小心。

寻找剧烈疼痛的病因

这位村干部住进医院那天，正好是我的手术日，我从早到晚忙了一整天。手术结束后，大概晚上八九点，我便去病房找他。因为第二天我要出门开会。

走进病房，拉开他床位的围挡，发现他因为太痛了，就只穿着一条内裤。他的皮肤黑黑的，有些粗糙，满是常年风吹日晒的痕迹，脸上透着多日没有休息好的疲惫。

我给他仔细查身体，发现了一个情况：他身上长了很多小泡泡。他主要是右腿疼，但泡主要集中在左腿和躯干上。于是我问他，是不是得过疱疹。他说自己会长些皮疹，偶尔发作，也没有去看过。

过去，我遇到过因为得了带状疱疹而感到撕心裂肺般疼痛的患者，于是决定第二天请皮肤科的同事会诊，看看疼痛会不会是类似带状疱疹的皮肤问题引起的，同时让他把在外地做的片子都拿过来，一起参考。

然而，第二天皮肤科的会诊结果，并没有印证我的推测：这位村干部身上的，是普通疱疹，并非引起剧烈疼痛的主因。而根据他的磁共振片子，单纯的骨科的问题似乎不会引起这么明显的痛觉过敏，甚至吃止痛药、打激素都没有用。

手术之前，我想搞明白疼痛的来源，于是把这位村干部在我们医院一天的检查，全部系统地看了一遍，又把检查结果的图像报告，仔细地进行手动的三维重建，每一层就有200多张。在这个过程中，我发现他倒数第二节椎间盘确实是中度突出，神经的压迫似乎没那么严重，却不能完全排除。而在倒数第一节椎间盘很外侧的地方，似乎有一个圆圆隆起的突出，突向了从上一节椎间盘水平发出的第五腰椎神经根经过的路径。

这应该就是引起他痛觉过敏的主因！

寻常我们见到的腰椎间盘突出，往往突向椎间盘后方正中的椎管。椎管就像一条大马路主干道，平时负责主要的通车。如果突出的椎间盘压到了一部分神经，就像在马路中间倒了一堆砂石，通车会受阻，信号传递也就减弱了，身体的一些位置就会出现疼痛、无力、麻木的情况。

而这个村干部的椎管基本是好的，虽然有一些中度压迫，但马路很宽，车辆还是可以顺利通过。他的问题，主要出现在了胡同里，也就是其他神经路径中。设想一下，同一堆砂石，倒进了马路的分支小胡同口，那就完全堵住了。而且这些神经路径上，又有非常敏感的神经节分布，一旦椎间盘突出压迫到了，就会非常痛。

在医学上，这种情况叫作"极外侧椎间盘突出"，由于发病率特别低，不太常见，经常会被忽视和漏诊。

找到可能的病因后，我赶忙与患者和家属沟通："如果你们相信我的话，手术时我一节一节仔细看，先看看哪一节更有问题；如果都有问题，可能要两节一起手术做掉，这样的话才更放心，才能保证解决问题。"

患者和家属都很好沟通，也很配合，虽然手术开始之前，都不能确定到底要做几节椎间盘，但他们愿意无条件信任我们团队。

一根神经，卡住两处

第三天的手术台上，我进行了仔细探查，在患者腰部最下面一节椎间盘极为不常见的地方，发现了三小片明显的椎间盘突出，正好压在了神经节上，引起了他剧烈的疼痛；而倒数第二节椎间盘中度的突出，也有部分压迫神经。

我经常会碰到一些患者，有"双卡"的情况，就是一根神经，被压到了两处，上下都"卡"住了。坐骨神经就像是我们家里的供水管，由上至下延伸。神经信号如同水管里的水，要先经过楼上的水管，再经过楼下的水管，才能传递下去。有任何一处的水管堵住了，信号传递就减弱甚至失灵了。

比如说上游第四与第五腰椎之间的椎间盘突出，压迫到了腰五的神经，会引起这部分区域相应的疼痛；而这条神经，同样还会经过第五块腰椎和相邻的第一块骶椎之间的椎间盘，再到腿上。

当你感到腿痛，大多数情况下是第四、五节之间的椎间盘压迫到了神经；也有极小的概率，是腰五和骶一之间的椎间盘压到了；还有更小的概率，是两处都压到了神经。

这位痛感非常强烈的村干部，就是两处都压到了，并且最下面这一节是新的突出，压迫得更厉害。

面对患者的一些可疑的情况，需要反复地去假设、推理、求证。同样是腿疼，原因可能完全不同，是带状疱疹，还是髋关节的问题，是长肿瘤了，还是颈椎问题，又或者是腰椎的问题……这些情况，都需要医生结合经验仔细排查。

面对每个患者，我都会用心地查体，仔细看片子。多跟团队里的有经验的教授、老主任甚至院长请教、讨论，也多跟下级的年轻医生交流情况，多角度、多名医生共同把关，这样才能更精准地找到答案。

寻找病因的过程，也是一步步接近真相的过程，有时候像福尔摩斯破案。有些情况，甚至还需要我们不停地推倒重来。而找到病因，也是至关重要的一步。像这位村干部，是由比较不常见的极外侧腰椎间盘突出压迫、刺激了神经节，引起的坐骨神经痛。他的病因，是结合临床经验，对影像学结果的三维重建，以及其他科室共同排查，综合推断，并在手术过程中得到了最终的实证。

如果我没有仔细查看这位村干部的情况，只根据当地诊断，把他倒数第二节椎间盘做掉，那么手术后，他的腿脚大概率还是会很痛。这样的手术，病人不仅白花钱，还白吃苦头。

找对病因后，一次手术，我们就把他两处的压迫一块解除了。手术之后，患者的疼痛缓解了很多；晚上睡觉时，被子的重量也不再是负担。这位忙碌在基层的村干部，终于可以舒服、踏实地睡一个好觉。

09

当颈椎神经从灰黑变白：骨科"拆弹"顺序不能错

　　我的一位患者，原打算来医院处理腰椎问题，最终却做了颈椎手术。手术没有做错。这是因为在临手术的前一天，我们及时发现了更严重且更急迫的问题。

　　这位患者是一位来自台州的阿姨，大约 70 岁。来我这里之前，已经在其他医院发现了腰椎错位的问题，即"腰椎滑脱"。所谓的腰椎滑脱，可以理解为我们先天发育的"峡部裂"或者后天的"老化"导致腰椎的骨头发生错位、不稳定，进而间接压迫、刺激骨头后方的神经，引起腰腿痛，影响走路。

　　同时，这位阿姨还患有椎间盘突出，一条腿坐骨神经放射性疼痛，躺在床上时还好，没什么大问题，走起路来就比较费劲了：能走，但走不久。阿姨每走几百米可能就要休息一下，蹲一会儿，拿张小凳子坐坐，或倚在墙边靠靠，缓个 5～10 分钟，腿痛改善了，又可以继续再走几百米。这种情况，我们又称"间歇性跛行"。

阿姨的病也拖了蛮久，这次正好暑假，小孙子可以由儿子儿媳带，阿姨终于可以来医院治病，于是就到我这里想做腰椎的手术。从片子上看，她的腰椎滑脱情况确实要手术，于是我很快为阿姨安排了住院。

腰椎手术前，发现更严重的颈椎问题

这位阿姨主要是腰椎有问题，所以住院后我们针对腰椎进行了一些系统的检查，包括测试腰椎的稳定性，查看腰椎间盘突出的部分是否有钙化的情况，以及做肌电图来判断神经损伤的程度等等。病人的钱也不是大风刮来的，所以我们也只做必需的项目。

除了依靠磁共振这些影像学结果，我习惯向患者询问清楚到底是怎么不舒服，并亲自为患者仔细地查体，看看患者的不舒服、查体的异常表现与片子上的问题能不能对得上，这样能在手术前搞清楚对于这位患者，做这样的手术，能不能解决她的问题。

手术前一天下午 4 点，阿姨检查完回了病房，我便去看她。阿姨外向活泼，笑容可掬，一头灰白短发，显得很利落。虽然已经 70 来岁，但她依旧充满活力。她说的是方言，我们依靠肢体语言和混杂着方言的普通话交谈着，靠文字似乎只能听懂一半。但她温和又耐心，即使我们之间语言不通，相互也传递明白了意思。

查体的过程中，我发现这位阿姨的髋关节的状态还可以，腿部的神经有一些问题，也不是很大。但我检查到手部的时候，发现她的双手都有霍夫曼征的强阳性反应。霍夫曼征，是一种病理性神经反射，又称为弹中指试验，用来检查颈椎和脑部的问题。

具体做法，是用右手的食指和中指夹持患者的中指末节，使其腕关节背屈，其他指各处于自然放松的半屈状态，然后弹刮患者中指的指甲，若出现其他各指有向手掌侧弯曲的情况，即为霍夫曼征阳性。

我问阿姨颈椎有没有特别的感觉？手麻不麻？阿姨告诉我，手不麻，脖子也不痛，就是脚不好。我告诉阿姨："凭我的经验，您颈椎也不好，甚至比腰椎的情况还要严重。"

因为手术安排在第二天的第一台，我建议阿姨在这之前把颈椎的磁共振也做一下。阿姨的丈夫听了，一开始很反对，觉得这是过度检查：明明来做腰椎手术，做什么颈椎检查呢？我和他们解释，在阿姨的上肢检查中发现有异常情况，总感觉颈椎也是有问题的，来都来了，查一下更放心。

最终，他们同意加做一个磁共振检查。如果正常预约，这个磁共振可能要 1~2 天后才能做，就会影响手术安排。时间很紧，我马上联系了放射科主任，在当天临时加了颈椎的磁共振。

检查结果出来时，我已经下班回到家。听说检查做好了，我赶紧打开手机查看，发现阿姨的颈椎有两节明显的椎间盘突出，已经压迫到了脊髓神经。一个健康人的主干脊髓神经，通常充盈着脂质和水分，在磁共振的 T2 相上呈现出黑灰色。神经组织从大脑出发，陆续延伸至脊髓、颈椎、胸椎、腰椎，然后分支通向四肢和全身各处。

而阿姨的神经上游，从大脑出发后，到颈椎这段位置，因为受到明显压迫。局部已经出现了脊髓神经明显的变色，在磁共振上几乎从灰黑色变成了完全的白色。这是因为颈椎压迫得太厉害，有一段主干神经已经被压坏了，甚至可能出现了坏死。

看到这种情形，我连夜找出了叔叔的电话，向他说明阿姨的情况，并解释，阿姨需要先做颈椎手术。与此同时，手术的时间也要推后，从第一台延迟至第二台。这样第二天早上，我还可以在查房的时候，当面向患者和家属再解释一遍。

叔叔不算好说话，一开始还责怪我为什么要加做检查，不早点手术。但他是明事理的，当我仔细和他讲明白利弊后，他一口同意了。第一次碰到这样的情况，叔叔确实也有一些担忧。我安慰他不要紧张，这也是一个好事情，相当于提早把炸弹拆掉。随后，我又向叔叔要了他们儿子的联系方式，给他发了短信说明情况。

为什么颈椎手术要优先做？

腰椎手术，需要病人在麻醉好、插好管后，趴在一张适合俯卧位的垫子上完成。病人俯卧时腰背部朝上，医生在后腰部操作起来更方便。手术的过程中，病人的脖子大多数时候要转向一边，如果本身颈椎不好，缓冲危险的能力差，一拧头可能会引发进一步的脊髓神经损伤。

这是因为人在醒着的时候，颈椎的弧度和肌肉，能对自身起到保护作用，但麻醉后，肌肉、骨关节就处在了完全松弛的状态，保护也失效了，便容易引发更严重的问题。

不仅仅是腰椎手术，一些耳鼻喉科或者甲状腺科的病人，做手术的时候需要脖子大幅度后仰。如果手术中脖子仰得厉害，刚好患者的颈椎又很不好，醒来后很有可能出现明显的颈椎病、颈脊髓损伤的症状，如手脚麻木、疼痛、无力、不会动了等等，极特殊的案例中甚至出现过瘫痪的情况。

所以，如果一个病人颈椎和腰椎同时不好，专业术语叫"颈腰综合征"，绝大多数情况建议先做颈椎的手术。

另外一方面，因为颈椎和腰椎的神经，都是从大脑出发，颈椎段位于上游，更粗；腰椎段处在下游，更细。理论上，也应该是先解除上游的压迫，说不定解除后，腰椎的症状就能好一些了。颈椎手术以后，如果这位阿姨的腿不痛了，那腰椎哪怕有点错位，也不一定非要做手术，因为主要的问题已经解决了。就像是燃气泄漏，要先关上阀门，解决核心问题，其他房间的通风才会有效果。

所以，不管是出于安全考虑，还是从病情的轻重缓急来说，都要先做颈椎的手术。

于是，第二天上午，我们给阿姨做了一个颈椎前路的微创手术，拆掉了这颗炸弹。腰椎的手术则暂缓，先让阿姨恢复 1~3

个月，间隔一段时间，后面再看情况。

手术很顺利，阿姨的腿部也不疼了，一家子都很高兴。原来忧心忡忡的叔叔对我表示了感谢。阿姨出院时，她的儿子还专门给我们写了一封长信，表达谢意。作为主诊医生，我很高兴。因为这就像是一座休眠的火山，原先没有任何表现，但爆发时却可能引起严重的后果。而现在，这座火山已经变成死火山了，再也不会喷发。

但如果没有发现颈椎的问题，直接去做腰椎手术，就算做得再漂亮，腿痛也不会好，颈椎处的神经压迫，还会接二连三地引起其他症状。

我习惯于认真对待每一个病人，仔细查体，与患者充分交流。不同的患者，同样表现出坐骨神经痛，背后的原因可能有很大差异，需要通过各个角度来鉴别诊断，到底是颈椎的问题、胸椎的问题、腰椎的问题，还是内科方面的问题，又或者是血管、关节的问题……

结合患者的职业和生活习惯，能帮助我们更快找准问题，比如对于女性，我会询问她们平时带不带孩子、抱孩子多不多，对于男性，会问他们是不是经常久坐、喜欢打牌等。像这次手术的阿姨，帮子女带孩子，每天弯腰换尿布、抱孩子，身体难免会有些劳损。

思路需要充分打开，全方位多角度地去论证，手术才能更有针对性、更微创，而且手术不会做错。磁共振这类现代医学技术很有用，但我认为，真正的医者并不能只依赖机器的诊断。多年传下来的查体方法，有时候反而是我们快速找准问题、反复印证的捷径。

医生是与人打交道的职业，所以，我们先要看见患者，听见他们的声音，观察他们的身体表现。结合影像学结果与过往经验，审慎判断。减少漏诊、误诊，病人能少花钱，也能少受一些罪。

10

腰疼、腿疼，问题不一定出在骨科上

做医生十三年，我常常碰到一些疑难杂症。患者往返于多家医院，也拍了很多片子，但都得到了相同的诊断，进行了对应的治疗，病情却没有得到好转……检查报告上的机打字，是现代医学的设备给到的结论，但我很少完全依赖这些。

有时候，找到症结的过程，像是在迷雾森林中行走，先凭着直觉找到一条边界模糊的小径，一路实践与深究，做全面的排查，最终走到通往真相的开阔之地。

因疼痛彻夜不眠的夜晚

曾有一位患者走进我的诊室，刚在桌子对面坐下，一开口便哽咽了。她是一位办公室职员，个子很高，大概有一米七八，今年已经 41 岁。大骨架显得她的身材匀称而结实，与愁云密布的脸更是形成鲜明的对比。患者说自己左侧的屁股和左边的大腿前方，已经痛了三个多月，每个晚上都无法入睡。

其间，她也积极求医，去过很多家医院，包括一些大城市著名的三甲大医院。她主诉屁股痛、腿痛，所以之前遇到的医生都理所应当地为她做了磁共振。检查的结果也都一样，显示倒数第二节的腰椎间盘存在突出。

从片子上看，患者的腰椎间盘突出程度很轻，所以这些医生给到的建议都是保守治疗，吃一些腰椎间盘突出的药物，休养一下。但她的症状，并没有因为治疗有所减轻；中间也试过一些按摩理疗，但基本派不上用场。

为了看我的门诊，这位患者提前一天晚上就住进了离医院不远的旅馆。在看病前一晚，她只睡了一个小时，吃了止痛药也无济于事。

说完自己的情况，这位患者哭得更加厉害了。一个又一个因为疼痛而彻夜不眠的夜晚，在她脸上留下深深的黑眼圈和化不开的乌云。

见她的情绪很不好，顾不上多想，我赶紧把她在其他医院的病历，包括磁共振在内的各种检查，拿过来一一查看。根据已有的资料，我进行了仔细评估。的确也和其他医院诊断的一样，从片子上看，这就是一个轻度的腰椎间盘突出，在倒数第二节。

虽然每个人对于疼痛的耐受程度不一样，但她这种轻度的腰椎间盘突出，疼痛通常局限，多为酸胀、隐痛，偶尔会感到不适和疲劳，不至于影响日常活动。有时候活动多了，站久了，或者打个喷嚏，疼痛可能会短暂明显一些，但也很少会痛到影响睡眠。

我对她说："你先平复一下心情。我能体会到你真的很痛。病历我都看了，我们先做一个简单查体。"

安抚了病人之后，我当场为她检查了一下身体，她的腿没有麻，感觉能力正常，力量也很好，并没什么明显的神经损伤的迹象。但患者坚持说，自己特别痛，尤其是晚上痛得要命。

从片子上看，情况的确不严重，初步查体也没发现神经的明显压迫，但患者的疼痛又结结实实存在。这种反常，让我有了一种预感：腿疼、屁股疼背后，可能有更复杂的病因。

于是，我当即对她说："晚上痛得厉害，吃药又长时间没好，如果你信任我，今天就办理住院。您给我三天时间，我做几个检查，看看能不能找出线索。因为同样是屁股痛、腿疼，病因可能有很多。要解决你的疼痛问题，首先要找到病根在哪里。"

病人没想到当天就要住院，犹豫了一下，便出去打电话和家人商量。再进诊室时，她已经做好了决定，对我说："徐医生，挂你的号不容易。我反复挂不进来，后来就是经常抱着试试的想法约约看。昨天发现有人退号了，这才挂进来了。现在假请好了，工作我也不做了，因为腿痛确实也做不了，今天就在您的病房住下。"

我很感谢她的信任，也尽快给她安排住进我们科室的病房，并嘱咐团队里的医生做针对性的检查：

第一，为患者着重做一下腰丛的磁共振成像。这是一个增强的磁共振，可以让整个腰部的神经，像树根一样显现出来。

第二，做一个可以三维重建的腰椎薄层 CT 平扫。这种检查会通过横断面，逐层扫描，分辨率较高，适合观察骨骼的局部细节。同时，检查的数据可以通过多平面三维重建技术，展现直观的立体影像。这样，我们就可以对患者腰椎的整体结构进行多个角度的评估。

第三，做一下肌肉电生理图，用来评估患者的肌肉和神经功能。并且把髋关节，也就是屁股的位置也查一下，排除关节问题。

第四，请相关的内科医生来当面评估一下，综合检查结果，看看会不会有其他非器质性的问题，比如是不是存在焦虑、抑郁、带状疱疹，或者运动神经元病等内科方面的疾患。

两天后，这位患者的检查基本做完了。我粗看了检查的结果，包括我院附带的文字报告。所有的结论，也都跟外面医院检查的差不多，即倒数第二节腰椎间盘突出。

用医生的直觉发现潜藏的真相

显而易见的答案，不一定是全部的真相。

患者自己的描述，疼痛发生的部位在左边的屁股和左侧大腿前方，所以我便着重看了一下左侧的腰三和腰四这两条神经根的走线，也就是从腰椎脊髓的第三和第四节段发出的脊神经。这两条神经分别负责臀部和下肢的感觉区域，与这名患者疼痛的位置有部分一致。

当我将图像在电脑软件上，不断地重新进行多角度三维立体重建呈现后，发现在患者左侧腰三、腰四这一节段水平，也就是左侧的第三腰椎神经根，从第三四腰椎这一节神经孔出来的位置，存在一个明显的膨大。

我把膨大的部位在磁共振的腰丛成像上，和实际重建出来以后的结果，都分别拍了下来，并做了对比，发现同个部位的左边的神经确实比右边这根神经要稍微粗一点点。

看到这样的结果，我心里推测，这位患者的左侧神经内部，会不会长了一点"东西"，继而产生了压迫，导致了疼痛。因为，到目前为止，不管在别的医院，还是在我院，这位患者的所有检查报告结果都是好的，但疼痛仍然在持续，吃药也没有用，也许问题不在骨科。

那天我还有手术，便在两台手术中间，叮嘱助理医生："重点请一下神经外科的会诊，轻度椎间盘突出但疼痛剧烈的那位女性患者，可能是神经内部的问题，需要他们帮忙看一下。"

很遗憾，神经外科的医生会诊后，仍然判断病人目前没有什么特别明显的问题，建议继续保守治疗。而明明我看到了这个东西，就在患者神经的角落、边边的位置上，藏得很深，需要仔细地凭着这个病人的临床表现和症状的位置来反推。

我不死心，于是把截出来的这两张图片发给了我们院神经外科经验丰富的杨主任。

杨主任看到图片，很快做了判断："这确实是长了东西。患者的神经根里面可能长了一个肿瘤。神经里面有神经节，这也是神经上最敏感的部位。这个肿瘤正好长到这附近，膨大得厉害，压迫到了神经节，所以就痛得很厉害，日夜不停。但因为它长得比较小，又在神经中间，所以很难看出来。"

　　找到病因后，我很兴奋，第一时间和患者分享了情况："您的病因我查到了。身上存在两个问题，腰椎间盘突出确实有，但引起您疼痛的，主要是这个神经根里长了个小东西，并且大概率是个良性的，把它切掉就会好多了。后面我帮您联系转到我院神经外科非常有经验的杨主任团队，请他帮您做肿瘤切除术。"

　　病人听说神经里长了肿瘤，非常忐忑，担心是恶性的。毕竟是要很快做手术，也很紧张，反复问我要不要准备镇痛泵等等细节。

　　当晚，我不断地安慰她："这个起码是被我们提前发现的问题，其次它大概率是良性的，就算是恶性的，也总是有方法去解决，所以不用太担心。并且，我院杨主任团队水平很好，你可以放心。镇痛泵可以先拿着，有备无患，看疼痛的情况再决定要不要用。"

　　这位患者很快就转去杨主任团队做了肿瘤切除术。手术的进展也很顺利，我收到了患者长长的感谢信：

　　"徐主任，晚上好。不好意思，这么晚还打扰您。非常感谢您找到问题的根源，今天太兴奋了，无法用言语来形容，困扰这么久的疼痛终于得到了解决。镇痛泵已经摘下，目前感觉还好，非常感谢。听说今天您查房，可惜我还不能下床，不能去看看您。我妈妈一直在念叨想见见您本人。"

每当有病情复杂的病人找到我，或者病人发信息给我的时候，我其实会很开心。一方面是感谢大家对我的信任，另一方面，作为医生，能够解决困扰患者很久的问题，找到问题的根源，确实也很有成就感。因为这属于疑难杂症，攻克它们的过程也是一场充满挑战的旅程。

这位患者所在的神经外科病房就在我们病房同一层，查房时偶尔还会碰到。出院前，我专门找时间去看了她，发现她恢复得确实不错，整个人透着舒适的平静。相信此后，她终于可以睡个好觉了。

面对病人，我觉得自己逐渐磨炼出了一种作为医生的天然直觉。

有一些病人，虽然激烈地表达了身体的不适，比如脖子酸痛得难受，背上长个富贵包很不舒服，但大概率不需要去特殊干预，更多只要言语安慰，让他们做一些锻炼就行了。而面对某些病人，我能感觉到对方寻常的症状之下，存在复杂的问题，需要立刻住院、全面排查、细细深究，而不能让病人配点药，就直接回去。

当然，我们面对疑难杂症时的直觉，其实也是长期实践经验和知识积累的产物。

分析病人的病史、做细致的体格检查、从多角度解读检验与检查的结果、使用多学科交叉思维……这些融入日常的工作习惯就像不同的纱线，每一股线紧密相连，逐渐编织成完整的直觉之网，帮助我快速地找到问题方向。

11

手术是否成功，一半看术后休养

一场手术成功与否，一半依赖医生和医院的水平，另一半则要看本人在术后是否愿意遵从医嘱，科学休养。

老话说伤筋动骨一百天，事实也是如此。骨科的大部分手术之后，有三个月到半年的恢复期，这也是等待植入的材料与我们身体融合的时间窗口。我们会嘱咐患者，要尽量减少不正确的活动方式。

我见过一些患者，手术做完后感觉良好，马上便忘记了曾经吃过的苦头，出院后既不遵医嘱，一些不良习惯也慢慢找了回来。这样的患者，往往很快要迎来他们新的苦头，甚至个别的会有第二次、第三次手术。

手术次日，便着急出院的患者

有一位患者，每次见面都用方言喊我"徐医生"，尾音里拖着短促的降调。他的嗓音嘶哑，口音里带有浓郁的吴语腔调。相处久了，不用抬头看他的脸，光是听到声音便知道是他来了。

这位大叔已经60多岁，身子很壮，是个老烟枪，啤酒肚也很明显。过去，他是维修车司机，退休了依旧很喜欢当驾驶员，常常开车出去兜风。他的性格直爽，说话也直接，笑起来的时候，露出一口被烟渍过的黄牙。

他没办法走很远的路，走一段屁股就疼，像绑着一块石头，总有下坠的感觉，腿痛，脚也麻，所以便来到了我这儿。

片子上显示，大叔存在重度的腰椎管狭窄。什么意思呢？椎管保护着我们的神经，管子越窄，神经的活动空间越有限。我们发现，除了存在椎间盘突出，他还有韧带肥厚、骨质增生、钙化的问题，慢慢就把椎管内的神经围堵牢了。之前保守治疗，一直没有什么效果，所以，还是需要手术。

入院后，我们发现大叔的后背上烙着几个碗大的疤痕，是半年前做理疗留下的印迹。创面已经愈合，但仍可以看到明晃晃的印子，像是烫伤的痕迹。这些都是陈旧的伤口，没有流脓，但周围一圈都凹陷了进去，比健康的皮肤颜色更深，留下硬质的瘢痕。根据我的经验，这样的皮肤状态，对于术后的伤口愈合会有一定影响。

他的手术做得很吃力。经典的腰椎间盘手术，需要打钉子、换掉椎间盘，处理一节，在我们团队用时在 1.5 ~ 2 小时。而这位大叔的手术，做了起码 4 个小时。

一方面因为他有两节椎间盘要处理；另一方面，手术过程中我们需要使用拉钩来牵拉上层组织，撑开脂肪和肌肉，使得骨头和神经显露出来，维持手术的视野。而这位大叔因为本身很壮，皮下脂肪也很厚，拉钩竟然不够深，操作起来不是很顺畅。

而且，这位大叔还有高血压、糖尿病、心脏病，以及"三高"引起的一些其他老化性疾病，需要在手术过程中密切监测各方面的指标。

尽管如此，手术做完的效果还算不错。术后第二天，这位大叔就感觉自己状态特别好，觉得自己"又行了"。谁知这时候，忽然传来了大叔的母亲离世的消息，大叔不顾劝阻，死活都要出院，要求立刻回家。

通常，椎间盘突出的患者，术后需要在医院住 4~5 天，这位大叔有糖尿病，脂肪肥厚，伤口容易长不好，更会建议再多住院观察两天。

他的脾气执拗，决定了的事情，九头牛也拉不回来。陪同大叔住院的是他的妻子，身形娇小，说话声音也不大，没说两句话，就被大叔的嗓门盖过去，也完全拿他没办法。

我也不知如何劝他留下，只是提醒他，术后的腰带要系好。腰带起到了限制腰椎过度活动的作用，防止手术部位还没长好便再次受损，并且可以提供额外的支撑，所以很重要。

我还叮嘱他，不开车的时候多躺着，平时起身和躺下，都需要有人扶着，不要站太久，要注意观察刀疤，每两天换一次纱布敷料。大叔应着"好，好"，术后第二天，便急急忙忙办了出院手续。

我很能理解他着急操办母亲后事的心情，但作为医生，心里更多的是担心。做了两节腰椎，他的刀疤本身比别人要长一些。而且，他皮下的脂肪很多。要知道我们缝合伤口，缝住的其实是皮肤、皮下组织，而脂肪是缝不住的。加上大叔的皮肤上本身有旧伤，伤口更容易长不好。

没想到，才过了一个礼拜，这位大叔又联系了我，说腰痛了起来，不如手术刚结束时候那么舒服，想再住院养一养。我说："行，快过来吧。"

大叔第二次来医院后，我们给他量了体温，发现有一些发热；打开切口一看，像是几乎没有换过药，湿答答的，渗出了黄黄的分泌物，还有些脓。一般来说，纱布术后两天一换为宜，而他的伤口捂了整整一周。我们赶紧给他办了住院，做切口清创，又为他用了一些消炎药。

他妻子是能沟通的，和我们抱怨起来这几天大叔的"任性妄为"。

原来，大叔回去后，就自己开车回了他母亲的老家，自己抱着骨灰盒上山又下山，折腾了整整一天一夜。因为母亲忽然离世，这些天他几乎不怎么睡觉，大量地抽烟。以前是一天两包，这几天抽得比以往任何时候还要凶。

我能理解他的悲痛和孝心，但他做的每件事情都踩中了腰椎手术之后的红线：开车、爬山、负重、跪拜、不好好换药、不好好吃药、吸烟……

手术之后，我通常会建议患者戒烟。这位大叔不但没戒，反倒越抽越多。抽烟会影响骨头的愈合，新放进去的垫片不容易和身体的骨头融合到一块去，长此以往，引起钉子松动、断掉等问题的可能性就会变大。

我们给他的切口又做了次清创，然后覆盖了封闭负压吸引的材料 VSD。这种材料可以隔绝外界污染，持续引流创面的渗出液，减少炎症反应，促进组织的修复。

终于，经过了两三个礼拜细心地、反复地换药，大叔的刀疤终于长好，不再有液体渗出；血里的炎症指标下来了，体温也正常了。

于是，大叔终于可以带着消炎药回家了。我嘱咐他，要记得来复查，时间点分别是术后一个半月、三个月和半年。

这一次，他依旧答应得好好的。

第二次手术

时间飞逝，半年很快过去。我手上的病人来来往往，大叔却没有再露面。

再次听到大叔用沙哑的嗓音喊我"徐医生"，已经是半年多以后。他来诊室找我，说："徐医生，我好了一段时间以后，现在又腰痛，也不知道为什么，反正走路也走不了多远，屁股也开始痛。"

我问他，之前说好的复查，怎么一次也没来。他有些心虚，说之前感觉挺好的，就没过来。

我又问："烟戒了没？"他摆摆手答道，实在戒不了，但从每天两包变成一包了。

半年多时间，大叔也没怎么测血糖，不过降糖药在吃，总归好一些。我也是拿他没办法，跟个孩子一样，赶紧给他拍了一张片子。

之前手术时，我们把大叔原来压迫神经的废物清除掉了，包括增生、突出的椎间盘等，然后装入代替椎间盘的小垫片融合器，并用小的钛合金螺钉固定住，慢慢让它和自己的骨头长在一起。

可是我一看片子的结果，发现最下面两颗螺钉竟有些松动了，影响到了旁边的肌肉和神经，引起了新的腰酸、屁股痛。术后他太不老实，又抽烟，又动来动去，没有好好静养，最终导致钉子出现了松动。

我再次告诫他："一定要把烟戒了，要不然装进去的垫片，还是长不成你身体的一部分，完全靠这个钉子来支撑的话，你又乱动，早晚钉子要脱落。"

这位大叔在我面前答应得很好，配了点药便回去了。

没想到，过了两个月，他又来了，说现在吃药能好受一些，但一停下就受不了。

我问，那烟戒了没？他说没有。我又问，血糖控制得好不好？他说，也没去测。可能在家当老大当习惯了，他完全不听别人的话。总之，你说归你说，他做归他做。

再次给他拍片子，我发现他最下面的垫片也有点松动的迹象。这就不只会引起屁股痛，还辐射到了腿部，所以这位大叔又变成"走不了多远"的状态。折腾了一大圈，手术、换药、休养，结果又回到了原点。

而且，我们给他做了磁共振增强，发现他最下面那节椎间盘，还有点可疑的炎症表现，于是又把他收进医院。

因为继续吃药的效果不太好，我们为他重新做了一次手术，换了新的腰椎间盘垫片。这次手术，用了金属钛网材料做的腰椎间盘替代物，支撑力更好；又把原先的钉子紧了紧，往下再多打了两颗，这样更牢靠；同时，为他做了一次严格规范的抗感染治疗。

我跟他讲："这次回去就不要回家了，直接去旁边的康复医院，让康复医生管管你，要不然还会再吃苦头。"

有时候必须吓唬吓唬病人，告诉他再任性妄为，就没有第三次手术的可能性了。

后来，大叔总算听话了一些，慢慢把烟也戒了，身体也慢慢恢复了，偶尔还是会来医院，拎来一点山货、土鸡蛋给我。

不太抽烟后，他的精神面貌都不太一样了，每次遇到都笑嘻嘻的，面色红润皮肤泛光，不再像以前那样因为疼痛困扰而愁容满面。

每次他能出现，我都为他感到高兴，但无论如何这是一个失败的病例。

这样的患者不止他一个，他们以男性居多，都爱抽烟，自身都存在一些基础病，做起事情来都任性妄为，想一出是一出。

同样任性的男性患者

最近又遇到一位大叔，70多岁。可能没上过多少学，不会打字，每次联系都是微信发给我一串长长的语音。

他的手术是在2024年年初做的，微创小切口肌肉间隙入路，摘掉了一节椎间盘。刚开始也是效果特别好，术后大叔就没有好好静养，生龙活虎，动来动去，导致用来固定的其中一颗钉子的尾帽松掉了。

后面，我又给他重新做了个小手术，给装了回去，跟他说要好好养着。

但这位大叔，术后腰带也不好好系，该抽烟还是抽烟。烟瘾犯了的时候，即使还在住院也会躲进厕所里抽。因为病房里有烟味，被我们护士长发现后，还死活不承认。

同病房还有两个病人，他们的恢复也需要少接触香烟，就一起来制止他。我也劝这位大叔："你自己的身体照顾不好，现在还要影响到其他病人，这怎么行？"

我们做椎间盘融合手术，就是要把原来两个骨头之间坏的椎间盘垫片，换成人工的垫片，里面是要塞自己的骨头。所谓融合，就是希望最终这个垫片里的骨头，可以跟上下两截骨头长到一块去。

这和骨折需要三个月到半年时间的愈合，是一个道理。这期间，一要静养，二要戒烟。一方面，吸烟本身会影响骨折的愈合。另外一方面，吸烟会刺激呼吸道，导致患者反复咳嗽，使得腹内压增加，也会向后刺激和推动垫片，导致腰部反复的酸胀。

也许是本性难改，重做了手术没多久，大叔还是腰痛，再次收进医院一查，发现中间的垫片仍旧没长好。

也许也是无人约束。大叔住院时总是一个人，夫人很少露面。他夫人我是见过的，衣着干净，保养得不错，和大叔邋里邋遢的形象形成了鲜明的对比。也许是夫妻这么多年，早明白管不动他。

以上的两位患者，都是我行我素惯了，总是想一出是一出。家里人管不了，又或者不愿意管。而骨科手术不是缝衣服，不可能无休止地做下去。

再次手术，我们的肌肉、瘢痕、皮肤组织的结构都不一样了，病人的身体状态、内部神经位置也都不一样。所以，第一次手术下决心做好以后，一定要好好养，好好休息，这样才能够让自己更健康更快地恢复。

我们科室的另外一位老教授就很厉害，每次手术前都有自己的原则：收进来的病人，如果病人不能戒烟，他就不给手术。这个原则其实非常有利于病人的恢复，有些人就是家属的话也不听，医生的话也不管，所以要事先约法三章。

我遇见过许多当着医生的面满口答应一定好好休养、回过头马上把医嘱抛诸脑后的任性患者。实际上，医生不需要患者的承诺，因为手术失败的后果都是患者自己的身体来承受。

12

治腰椎查出肺癌，提前让问题暴露出来

我的一位患者，大约五十七八岁，以种茶为生。

采茶需要反复地伸手和弯腰，去够茶树顶上的嫩叶。有时候为了集中采摘某块区域的茶叶，还需要长时间保持半弯腰的姿势。一到茶叶上市的季节，老爷子需要频繁上山。可是，目前的情况是，每走一会儿路，他便感到后腰下坠，然后屁股疼、腿也疼，很影响干活。

这次儿子陪着他，专程从福建来杭州，想把腰的问题给解决了。自从我在网上发科普视频，外省赶来求医的患者不少，他也是其中一个。

我看了他在当地医院拍的片子，发现他腰椎的倒数第二节发生了错位，就是所谓的腰椎滑脱。他现在的主要问题是，走路走不久。躺着的时候，他的腿疼不明显，但是起来站一会儿或者走一段路以后，两节骨头的错位就会变得厉害，进而压迫神经，引起腿痛、腿麻。

在当地，老爷子也用针灸和其他方法治疗过，都没有什么效果，而且已经影响了生活。结合片子的情况和他儿子的描述，我判断这位患者大概率要手术。

回家商量后，儿子为老爷子做好跨省医保的异地就医备案，很快就来我这里做手术了。原本的计划是，病人住院第一天检查，第二天就把手术做了。手术也不复杂，把错位的骨头复位并固定住，以后就不会再出现神经压迫的状况。老爷子的腰下坠和腿痛、腿麻，手术后也能得到解决。

没想到的是，老爷子住院第一天中午，组里的医生给我打电话说："徐主任，这个患者可能要先转到胸外科去。"原来在术前检查的过程中，我们发现他左肺中间有一个肿块，是毛刺样的，有点大。请了胸外科医生会诊，评估可能是肺癌。

骨科手术之前，患者往往需要做全身的检查，包括心脏、肺部，还有血常规、电解质、肝肾功能、凝血功能等检查。就是在这个过程中，发现了老爷子肺部的肿块。

听到这个消息，我先去探望了一下患者，并找他儿子沟通，问他："你爸爸平时有没有抽烟的习惯，或者以前有没有咳嗽、有痰、胸痛这类症状？"他儿子表示都没有，就是平时没有体检，感觉以前身体都挺好的，没想到查出这样一个问题。

老爷子原定在第二天的手术还是照常进行，但这次做的不是腰椎手术，而是加急的胸外科肺部手术。因为，相对于提高生活质量的腰椎滑脱手术，肺部肿瘤手术更加紧急。

我安慰他儿子说："幸亏是下了决心来做腰椎的手术，否则熬到很晚，如果真是恶性的肿瘤，等到转移了再来治疗就很棘手了。"小伙子再三感谢，说先把爸爸肺的手术做好，如果身体情况允许，下次再来做腰椎的手术。

因为颈椎、腰椎问题来我的团队打算手术，在检查中发现了其他更紧急的问题，这样的例子不少。接收这位福建患者的那一周，我的 20 台手术中有 3 台做不了。这些患者本来是因为骨科的毛病到我们科，后来都阴差阳错地变成了其他科的患者。

手术之前，先处理心脏问题

还有一个病例，是麻醉科的同事发现的。

腰椎、颈椎手术，很多需要全身麻醉。麻醉医生都会提前评估患者的情况，比如看看有没有高血压一类的基础病，是否存在气道阻塞的风险，还会做心电图，年纪较大的做心超，必要时做动态心电图，甚至冠脉 CT，查看是否存在心律失常或心脏病变等。

有一个下午，麻醉科医生给我们科室打电话，通知我们明天手术的一个阿姨的心电图有问题，存在异常的 Q 波。这说明，阿姨的心肌可能已经发生了某种损伤，也许会出现心肌梗死，还需要进一步检查。

于是，当天下午我们为患者加急做了冠脉 CT，看看患者有没有冠心病，平时是否存在心脏供血血管堵塞。重建了片子以后，又拿去给心内科医生查看。

全身麻醉往往对心肺的要求很高。麻醉时使用的部分静脉麻醉药物，可能引起血管扩张，减少血管阻力，导致血压下降。如果患者本身有冠心病，供血忽然就变少了，心肌可能面临缺血或梗死，非常危险。

心内科的医生看了片子，发现患者的主要冠脉血管狭窄达到70%～80%，有放支架的指征，需要征得患者同意，继续转到心内科做一个冠脉造影。

还好，检查结果显示，这位阿姨心脏的情况总体不错，暂时不需要放支架，我们最终推进了腰椎手术。只是在腰椎手术之后，阿姨需要长期服用他汀类的降血脂药物，并且要进行三级预防，即用阿司匹林、波立维等药物进行抗凝的干预；每隔几年建议做一下心电图、心超、冠脉 CT，复查心脏和冠状动脉的情况。

对于这位阿姨来说，一次腰椎手术查出了心脏的潜在问题，手术后可以积极调整饮食、生活方式，提前预防起来，也算是有额外的收获。

第三位转到其他科室的患者，也是心脏的问题。那是一位 70 岁左右的阿姨，平时在家里活动比较少，因为腰腿痛，不太走路，也不太爬楼梯，但没有其他不舒服，所以平时没发现什么大问题。

入院后，护士为她做的第一件事便是做心电图。像这样的高龄患者，做心电图很有必要。

出乎意料的是，心电图显示这个阿姨竟然有心脏停搏的情况，也就是说，心脏跳着跳着，会突然停一下。这是一种非常危险的心律失常，它可能导致晕厥、脑损伤甚至猝死，后果非常严重。

我们赶紧询问阿姨，平时有没有不舒服。阿姨称自己日常活动不多，多是坐着躺着，很少走路，没有胸闷心慌，也不会心悸气短，感觉都挺好的。

尽管如此，我们还是立刻给她做了 24 小时的动态心电图。这是一种无创的、记录患者全天候心电活动的检查方法，可以持续监测心脏活动，用于评估心脏功能和诊断心律异常。

报告的结果很骇人：阿姨的心脏会间歇性停跳 3~4 秒，而且还经常会发作。这种情况别说做手术麻醉，就是坐着或走着，心脏停搏了，供血不足，人倒下去，也会非常危险。于是我们赶紧请了心内科会诊，腰椎手术也叫停了，直接拉着患者去心内科安排放置起搏器，帮助她的心脏正常跳动。

很多骨科的患者，平时活动受限，一动一走腰腿就痛、腿脚就麻，走一会路就走不下去了，总体活动量不大，身体发出的一些信号就不会很明显。另外，老百姓大多比较能忍，觉得到了一定年纪，偶尔的胸闷心慌很正常，很少会往心脏或者肺的疾病方向去想。这可能是一种潜在的隐患，需要我们为自己、为家人重视起来。

每年都要做一次体检

这三位临时中断手术计划的患者，在一周内连续出现。同事之间开玩笑地说：我们骨科，有时候是在帮呼吸科、心内科收患者。骨科手术前的仔细检查，相当于帮患者找到了隐藏的炸弹，家属往往都会很感激。

这也提醒我们，每年尽量都安排一次体检。很多疾病与遗传相关，如果父母或者其他直系亲属有肿瘤、肺部疾病、心脏病、糖尿病、高血压等病史，自己也要注意。如果自己平时总有不舒服的感觉，或者体型比较胖，平时吃得比较油，睡得比较少，工作压力比较大等等，更需要准时准点地去体检。

体检的项目也不用特别复杂，普通健康成年人，做一下血常规、生化、肝肾功能和甲状腺、肝胆 B 超，女性加上乳腺、妇科 B 超，男性加上泌尿系 B 超，同时再做一下胸部的片子就可以了。40 岁以上的人，除了做胸片，再加做个心电图；年纪再大些，可以再做个心脏超声，把胸片改为胸部 CT，会更仔细。

另外，40 岁以上消化功能有点问题的人，可以再做个胃镜、肠镜。江浙一带的人，比较喜欢吃腐乳、霉干菜和腌制的肉品，消化道相关的问题也可能更多一些。这样定期体检，可以把一些可能的疾病，扼杀在萌芽之中。

为了能更长久、更好地陪伴家人，更好地承担家里的责任和义务，大家还是要管理好自己的身体，做自己健康的第一责任人，尽量每年到医院去体检一次，千万不能讳疾忌医。

另外，很多患者原本有腰椎、颈椎问题，一听到要手术就推脱、摇头，其实我们也可以用一种积极的眼光去看待它。如果把腰椎、颈椎的术前检查当作一次扫雷，也许我们能在没有任何征兆的情况下提前发现问题。平时的检查很难这样全面深入，有些隐藏的毛病，也可以暴露出来。

13

身病拖成心病，最好的治疗时间是"现在"

"为什么拖了这么久才来医院？"

这样的提问，在我的诊室里发生过无数次。很多患者因为害怕住院、花钱、花时间，习惯拖着不去看病，直到把小问题拖成严重问题。

与此同时，腰椎、颈椎引起的疼痛，似鬼魅如影随形，对于患者而言不仅是身体的折磨，还会影响他们日常的情绪、认知和行为，造成严重的心理负担。持续且反复的疼痛，难以与周围人分享，容易让他们独自陷入焦虑与无助的困境。

他们一方面渴望摆脱疼痛，另一方面却没有立即治疗的决断。

及时寻求医生的帮助，是结束痛苦的最快方法。有些时候内心想破天的大事，其实并不严重。对症治疗，可以很快提高生活的质量，重新获得感知幸福的能力。

在诊室里落泪的阿姨

我的患者里有一位 50 多岁的阿姨，她的肩颈酸痛、一侧胳膊和手部的放射性疼痛，已经持续了两年多。这次，终于在女儿的陪同下来到我的门诊。

长期疼痛的折磨，让这位阿姨看起来比实际年龄更大一些。因为长久睡不好觉，她的面色显得有些暗淡，黑眼圈也很明显。诉说病情时，阿姨也始终皱着眉头，脸上乌云密布。

来医院之前，她反复地接受各种治疗：吃药、针灸、打针……这些手段治标不治本，所以效果都不明显。后来，这位阿姨就不怎么去干预了，每天就是硬扛。直到她在网上看到了我的视频，才重新鼓起勇气试试。

我问她："这两年，是不是一直这么痛？"

也许是两年来，第一次有人这么问她，阿姨听后，像是许多委屈涌上了心头，眼眶瞬间就红了，声音也开始发颤，开始慢慢向我倾诉。

她告诉我，疼痛真的严重影响了她的生活，晚上睡不好，白天也做不了什么事儿，家里的活儿也干不了。我特别能理解她的感受。疼痛会让人失去对日常生活的感受力，同时也剥夺了一个人创造价值的权利。

她甚至曾想过自杀。因为担心是特别严重的疾病，她觉得自己成了老伴儿和子女的负担。有两次，她爬上了楼顶，站在了天台的边缘，想要一跃而下。疾病除了带来身体的疼痛，还会在心理上给人施压，把人折磨到想要放弃生命的地步。

我安慰她别太焦虑，思虑过重反而还可能造成精神性的疾病。

她在其他医院已经做过颈椎的磁共振，从片子上看，椎间盘突出和压迫并不严重，不应该痛到这种程度。我问她，疼痛发作有没有特殊的规律，比如手指发冷、血管的问题等，得到的答案也都是否定的。

而且这位阿姨吃过不同种类的止痛药，也都没有什么用。我怀疑可能有带状疱疹等其他问题，于是，我建议她住院做详细的检查。

听了我的话，阿姨打算回家拿换洗衣物，再来住院。我安抚她，住进医院后就把心放下，神经内科或精神卫生科的医生会一块儿会诊，综合看究竟是哪里有问题。

阿姨的女儿大学刚毕业，工作也没有多久。看病的过程中，她一直依偎在阿姨身边，支持她、鼓励她把问题早点解决。两人用方言交流后，阿姨下定决心：当天就住院，并把这里当成治疗的最后一站。

最后，这位阿姨的诊断结果其实是普通的神经根型颈椎病，对症治疗就可以了。心理负担放大了她疼痛的感受，有了明确的诊断以及精神卫生科医生的干预，便好转了很多。

两次"逃走"的年轻妈妈

像阿姨这样，因为疼痛，身体状态不好，导致心理问题的患者不算少。

我还遇到过一位 30 多岁的年轻女性，她生完孩子后，一直有脚踩棉花的感觉。这是因为突出的腰椎间盘压迫到了神经根，传递触觉、压力和本体感觉的能力受损了，使得脚底感知减弱，就像踩在棉花上一样不稳定。这也是腰椎间盘突出的表现之一。

这个姑娘因为带孩子和工作原因一直没有好好看病，只做过一次腰椎核磁共振。丈夫陪同她来我诊室的时候，两个年轻人的脸都很阴沉，哭丧着脸，没有一点这个年纪的人该有的朝气。

来我这里之前，她已经在别的医院做过肌电图检查。医生当时就建议住院，她却悄悄地逃走了。被职场人、母亲、妻子的诸多身份捆绑着，她怕影响工作，怕孩子没人带，怕连累家里人，认为自己没有时间和精力去治疗。

我观察到她脸上有些异样，嘴角有一侧会有一些歪斜，所以建议她这次把颈椎、胸椎，以及脑部核磁共振一起做了，全面检查一下。因为脑梗等疾病也会引起手脚无力、麻木的症状，和颈椎、腰椎病很类似。只不过，患者依旧很抗拒，应付着"再看看"，便离开了。

面对这样的患者，我总是劝说他们，诸多的社会身份中，排在最首位的，应该是自己。这是一切的源头。健康的问题不解决，就像是多米诺骨牌的第一张牌，一旦倒下，其他家庭、工作的问题也会接踵而至。

确实，大部分的病都可以自愈或者保守治疗，因为人体具有自我修复的机能，但有 10%~20% 的患者是需要去积极干预、治疗的。

当一个人长期受到病痛的折磨，吃不下、睡不好，甚至连走路、工作和做家务都变得困难时，生活的质量就几乎降到了零。这意味着患者无法像正常人一样，享受每一个平凡而宝贵的瞬间。

当每一天变成煎熬，生活的乐趣和意义也变得遥不可及。长期如此，心理健康必然会受到极大影响，心灵的负担会愈加沉重。

脊柱的问题发展严重不仅会限制身体的活动，还会影响患者的自我评价。

我曾遇到过一位 40 多岁的男性患者，患病之后经常会有挫败感。他不是直接的腰椎间盘突出，所以腰疼得并不严重。但他某一节椎间盘外部的纤维环，裂了一个小口子。每次弯腰的时候，椎间盘就像一颗受到挤压的夹心糖，冒出一个小尖儿来，流出一点儿夹心，刺激后面的神经。所以，他没办法干一些弯腰的重活。家里饮水机换水一类的事情，都是妻子在做。

虽然病情不严重，但因为疼痛，不能和家人分担家务，让他经常感觉自己处在被照顾的角色当中，非常愧疚，也很难开心起来。

最佳的治疗时机，就是现在

我见过很多患者，回忆起疼痛发作的难熬夜晚，说着说着就哭了起来。他们也很想摆脱这种漫长的痛苦，但因为工作忙、怕花钱、怕影响家人，拖着不敢看医生。还有一类患者，一门心思要求保守治疗，能不开刀就不开刀。只要能走路，就断断不会去手术。

是否手术，医学上是有指征的，它不以患者的主观意志为转移。腰椎、颈椎的有些情况拖不得，必须及时干预，否则会严重影响生活质量。

当病情持续的时间较长，患者本人也会变得消极，描述病情也会变得不准确，甚至不自觉夸张。有些患者会告诉我，"我全身上下都痛，没有一个地方不痛的""我被折磨得生不如死"。作为医生，听到这样的描述，没办法准确查找问题症结，治疗也会变得困难，最终还是延长了患者本身的痛苦时间。

所以，最佳的治疗时机，就是现在。发现身体的不舒服，马上去医院做诊断，找准病因，知道真正的敌人，然后有的放矢地寻找相应的治疗方法，果断和病痛说拜拜。

如果已经拖延治疗了疾病，发现自己好像失去了原本积极向上的状态，出现失眠、焦虑、抑郁、头昏脑涨、眼花、耳鸣、全身无力、麻木、心慌、胸闷气急等症状的时候，就要意识到，自己的心理状态，可能也出问题了。

当然，我也会遇到一些因工作、学习压力大而表现出颈痛、手麻、睡眠不好、头昏等症状的患者，他们拍片或做检查后一点问题都没有。这些患者查清了病因，不用再担惊受怕，都会有松一口气的感觉，也不算白跑一趟。

另一方面，家属对患者的鼓励与支持也至关重要。无论是人的陪伴，还是财力的支持，最好能够全力以赴，共克难关。大部分人生病时会感到无助，特别是像脊柱这类疾病，严重时会限制行动，给患者带去沉重的无力感。如果有一个活泼开朗的家属支持陪伴，对患者的康复也大有裨益。

作为医生，在治疗过程中，我喜欢与患者和家属交流，询问他们的学习和工作生活的压力，以及病痛对生活的影响。我希望从工作、家庭、学习生活等多个维度来更了解情况，推导他们发病的原因，查看有没有可以调整的生活习惯，评估继续学习工作生活是否会加重病情。

这种超出医学范畴的交流，也像是和患者在做朋友，我开始理解他们迟迟不愿意治疗的复杂原因，也会站在他们的立场上，综合他们真实的处境提出治疗建议，鼓励他们积极干预病情。

老百姓看病不易，走到诊室里，已经是下了很大的决心了。

碰到老乡，我也会用方言与患者聊几句，拉近和他们的距离，鼓励他们下决心检查和住院治疗。如果遇到病情紧急或痛苦难耐的患者，在条件允许的情况下，哪怕错过午餐时间，我也一定会加号帮他们看。

如果需要，我也会帮助他们联系神经内科或其他科室的主任加号，来都来了，一定要解决问题再走。

14

主动放弃抢救，有质量的"生"与有尊严的"死"

有一回，我的门诊已经看到了最后，所有预约的病人都已接诊完，正准备起身收尾，一位没有挂到号的男人推开门，站在诊室门口，语气恳切地问："医生，能不能帮我妈妈看看？"

他看上去 50 多岁，穿着质朴但整洁，举止礼貌，言谈间透着一股学院派的气质，有点像大学里的老教师。

话音刚落，他便从包里取出厚厚一摞胶片和一袋整理得井井有条的化验单。住院记录、检查结果、影像资料……每一份都按时间顺序装订好，旁边还用水笔标注了日期。显然，他是医院的常客，也为此次问诊做了充足的准备。

他的妈妈已经 85 岁，过去几年，看诊过很多次脊柱，在省内另外一家非常有名的医院先后做过四次手术，但病情仍未改善，如今只能长期卧床。担心母亲行动不便，贸然来医院可能白跑一趟，他便先独自带着所有病历前来咨询，只为找一个更合适的治疗方案。

我的门诊一般提前一个月开放预约，每每放号便很快被一抢而光。正常的门诊时间，是从上午 8 点半，到中午 11 点半，计划看 30 个号；但我现在的平均状态，是从 8 点半一口气坐诊到下午 1 点半，看 70 个号，中间不上厕所，也顾不上吃饭。

这超出一倍多的患者，都是没挂上号的，他们有的是从前在我这里看过病的患者，有的则是通过病友介绍找到我，还有更多的人是在网上看了我的科普，慕名而来。不少患者是从外省"打飞的"来的，在诊室门口拿着病历和片子，态度恳切，于情于理我都很难拒绝。

碰到这种情况，我还是会尽量帮一把。腰椎做了四次手术，并不太常见。这位老太太，大概吃了不少苦头。于是我开始询问起了患者的治病过程与细节。

四次手术

大概是一年多以前，老太太一边大腿的前方，突然间感到疼痛，于是找到省内一家医院，做了打洞的微创手术。我推测，那个医院为她摘掉了突出的椎间盘。术后，她的腿疼确实好了很多。

可过了不到一个礼拜，同样一条腿的另一个地方又痛起来。这次轮到了小腿。

主诊医生复查后，说老太太的另外一节椎间盘也突出得厉害，最好再做一次手术。因为第一次手术比较顺利，患者心态比较好，也同意做第二次手术。于是，医生在她的腰椎上又打了一个洞，把另外一节突出的椎间盘摘了。

只是，第二次手术的效果不太理想，老太太的小腿还是疼。主诊医生考虑到患者的年纪上来了，结合目前的情况，建议她回家休息，养一养，吃吃药，做一些康复锻炼，并且鼓励她在助行器的帮助下开始走路。调理、康复一阵，说不定后面能好起来。

老太太一开始的状态也很好，回家以后一直锻炼。过了个把月，因为脚跟不上力，不小心摔了一跤，屁股着地坐在了地上。这一摔，腰忽然痛得厉害。

再次去医院时，老太太先做了磁共振，发现是腰椎骨折了，并且应该是骨质疏松性的。主刀医生见了，觉得这么大年纪的人，骨折又这么痛，建议局部麻醉，打两个洞，打点"胶水"把骨头粘起来，可能就好多了。

这里的打胶水，指椎体成形术，即在影像引导下，通过皮肤穿刺将骨水泥注入骨折的椎体当中。寻常的骨折手术，则大多是通过钉子、钢板等材料，固定骨折位置两端，以促进骨骼愈合。

而对于存在骨质疏松的老年人，钉子这类材料在骨骼上没有着力点，需要注入骨水泥，来恢复椎体强度，稳定骨折部位，最终达到缓解疼痛的目的。

通常来说，打胶水的手术立竿见影，第二天就能走路了，老太太也很快出院。可回家后依旧不能下床，一直说腰痛。躺着的时候还行，坐起来腰便撑不住，总是有往下坠、往下塌的感觉，腿也还是很疼。

从这之后，老太太便一直不敢下床，在床上一躺就是八九个月，心态也变得比较消极。她觉得这个病，花了这么长时间还没治好，做了三次手术，真是没什么希望了。

时间飞逝，又过了若干个月，老太太开始发烧。家人带她去感染科做了一堆检查，却没发现特别的情况。可谓是麻绳专挑细处断，老太太这次进医院做 CT 的时候，护工、家属和搬运阿姨不小心又碰到了患处，她的腰更痛了。原来的主刀医生发现她再次腰椎骨折，于是又给她做了一次小手术，继续打了胶水，然后在感染科挂挂盐水，消消炎，用一用抗生素，便让她回家了。

然而，四次手术，摘了两处椎间盘，又打了两次胶水，老人家的病情还是老样子，依旧没办法站起来，只能卧床休息。

两年不到的时间，手术、无法站立、骨折、继续手术的循环往复，消磨了老人家原本的生命激情。腰痛、腿痛对于她的折磨，不仅停留在生理上，还有屡战屡败的失望。从这之后，老人家就觉得人生没有了希望，整日蔫蔫的，精神不太好。

她的儿子很孝顺，看到母亲的情况也很着急，开始拿着病历和片子去不同的医院看。很多门诊的医生只能看看资料，各个医院的医生和专家也没有给出什么特别的指导。直到有一天，老太太的儿子刷到了我的视频。也许是觉得我的科普比较仔细，又或是我长得比较和善，便带着病历来我这里试一试。

迷雾

为理清这个患者的病情，我花了很长时间，还叫了我们组里另外两位年轻医生，一起把这些化验单都仔细捋了一遍，看看前因后果。

过程中，我发现老人家不是单纯的骨质疏松性骨折。打胶水的位置旁边骨头的信号有点奇怪：椎体骨的边缘有一圈模模糊糊的影子，如同笼罩着一层浓雾。根据我的经验，这种信号看起来像是感染，也就是说，可能是腰椎骨头缝里面长细菌了。

我对她儿子说，约一个时间让老太太住进我的病房，我们会给她好好再查一下，做一下抽血化验等检查，看看是否存在感染。他听了，眼睛忽然亮了，我能感觉到他很高兴：妈妈本来很绝望，现在好像有了新的治疗方向，又燃起了希望。

没过多久，老人家就住进了我们的病房。我们首先把她的资料整理成一份PPT，汇总了每次手术前和手术后的片子，还有一些化验单。

可疑点在第四次打胶水之前，也就是家属和护工在搬运老太太导致腰痛的这次"骨折"。看片子的情况，当时可能已经感染了。原先的医院看了片子，诊断为骨折，所以给她打了胶水，出现了误诊。

当然，光从片子上看，其实很难鉴别。不是说上一家医院水平不好，而是有些病没有那么清楚，凭一两张片子也没办法百分之百诊断。从医学角度来说，有时候骨质疏松性骨折和感染在脊柱上不能百分之百区分，确实很有可能会混淆。

这个过程中，我们还发现老太太的抽血结果提示有炎症指标升高，且有结核阳性的表现。经过追问，发现老太太以前有过肺结核病史。为了印证我的想法，在做完检查以后，我在 CT 引导下给她做了病变腰椎组织的细针穿刺，获取目标位置的样本。

老太太已经 85 岁了，身体各方面都不是很好，现在又躺了很长时间，肌肉也萎缩了，所以我们特地用很细的针做穿刺，减少她的痛苦，再把获得的脓液组织送去做培养和病理切片。

两天后，结果出来了，证实了我们的怀疑：感染！老太太得的还不是比较常见的金黄色葡萄球菌、大肠杆菌等非特异性感染，而是结核病菌的感染。

这也和片子上的可疑点相吻合：其他的细菌会把椎间盘吃掉，但老太太的椎间盘没有怎么被破坏，因为结核细菌主要吃骨头。而在 CT 平扫上，感染结核病菌的骨头，看起来像被虫子吃了很多缺口，高高低低的，有时候还会看到游离的小死骨片。

肺结核痊愈后，结核分枝杆菌可能会以潜伏状态留在身体内。我们怀疑老太太长期卧床，身体的抵抗力下降了，脊柱内残存的结核分枝杆菌死灰复燃，表现出来就是腰痛，信号看起来像是骨折，实际是感染了。

像阿姨这样打完骨水泥后感染的情况极少发生，在全世界范围内报告的病例加起来不到 100 例。

错误地打了骨水泥以后，结核感染更不好控制。因为身体内多了一团不是自己的东西，结核病菌又容易在胶水表面形成菌膜，使得感染反复加重，一直都治不好，这也直接导致了老太太的术后疼痛，一直不能再站起来。

希望燃起又熄灭

找到了罪魁祸首，我们整个团队都很振奋。

老太太知道后，也特别开心，精神状态也好了很多。她烫着一头利索的短卷发，把自己收拾得很干净。卧病太久，她下肢的肌肉有些萎缩，但仍每天坚持在床上做一些身体能够支撑的康复动作。

我至今仍记得，她的病房是朝南的双人间，床位挨着窗户，阳光总是很充足。杭州城每天太阳的升起和落下，她都能看到。

那段时间，老太太的心态也比以前积极多了。她的耳朵不好，每次我去查房，她都会坐起身来，戴上助听器，把眼睛睁得特别大，认真听我分析病情。

距离第一次椎间盘手术结束，大约已经过去两年。两年间，老太太缠绵于病榻之上，腰腿使不上劲。找到病因后，生命的希望又重新燃起，她又有了站起来的可能，所以特别高兴。

她儿子也很高兴，告诉我说："我妈妈之前都绝望了，听说你水平特别好，光是看到你就特别高兴。"

老人家有一儿一女，女儿远嫁在外省，平时主要是儿子在照顾，也就是开头拿着病历找我帮忙的那位大叔。

看外貌，他自己也已经过了知天命的年纪，对待母亲仍非常孝顺。他虽然有自己工作家庭的事情要忙，但只要医院有需要，打个电话，20分钟左右肯定到；平时也是一有空就来，一天来看两三次；有任何情况变化，他都会第一时间赶到。

病因找到了，紧接着就是治疗。我们科室开始跟感染科商量抗结核的药物方案，讨论到底用什么药能够杀掉病菌，同时对患者的损伤小一些。

最初给老太太用了最经典的口服四种药物。治疗方案一般需要患者先吃几天，通过查血结果的变化以及观察患者腰腿的好转程度、体温的波动等情况，才大概知道是否有效。

不承想，药没吃两天，老太太便吐得厉害，人没有开头几日精神，呼吸也很急促。我们见她身体吃不消，赶紧把这组药停掉，再次与感染科紧急商量更换一种温和的、能挂盐水的消炎药，并且赶紧补上吐了之后丢掉的营养。

可是新的药物，老太太还是难以承受。尽管调理了肠胃，但又有了新的问题，她心跳变快了，房颤的老毛病也发了，人越来越没精神。

我们还是想用温和的药物再试试，毕竟花了很大的努力才找到病因，结核的诊断也很明确，身体自己是好不了的，必须治疗。于是，我们继续用第二组药治疗了几天，却依旧没有起色。

一般的颈椎患者五天左右就可以出院，腰椎的患者做全麻的微创融合手术，通常住五到七天就出院了。旁边床的病友来了又走，顺利手术开开心心办了出院，只有老太太一直住了三个礼拜。

我们不断用各种各样的胃药、护肝药调理，同时尝试使用某一种、两种消炎药的组合，可是无一例外行不通。老太太的身体无法承受药物，眼神也一天天黯淡下去。

有一次我查房的时候，老太太拉着我的手问："徐主任，能不能帮我开刀？我这个毛病吃药又受不了，这么长时间了，能不能开刀？开刀之后，我还能不能站起来？我很想站起来再走走路。"

我安慰她说："您这个年龄段，还有心脏、肺的情况，可能吃不消全麻的手术，上了麻醉以后也许就要抢救了，或者手术做了以后进 ICU（重症监护室）出不来。现在既然已经发现病原，我们先治治试试看。"

这次沟通，也是我脑海中最后的、有关她清醒时的回忆。

我可以看到，在经过这么些天的保守治疗以后，她的目光明显黯淡下来，那团希望的火越烧越没有力气，慢慢灭了。

也许，没有误诊，不打那两次骨水泥，原本感染的部位不会排异那么严重，情况就会好一些；也许老人家没有躺了八九个月才找到病因，她的身体能够好一些，就能吃得消抗结核的治疗……

误诊的残酷之处在于，不对症的手术会伤害患者的身体，反复的治疗还会让患者错过治愈的时机，同时消磨患者的意志力，使他们失去求生的希望。

主动放弃抢救

老太太用了一个礼拜的抗结核药物，还是没有任何好转。我推测这可能是因为她的结核菌株是一种耐药结核，普通消炎药和常规治疗方法都治不好。

感染科的主任建议患者转去我院的肝病感染内科，或者去本地的红十字会医院。红十字医院大多有结核专病的医疗团队，可能有一些特殊的、更高级别的药物，或者配备了针对耐药菌的抗结核药，对于像老太太这样的情况，往往会更有效。

经过一段时间的协商，老太太的儿子决定将她转去另外一家专治感染的医院，继续治疗。老太太转院那天，刚好是我的周末加刀日，我排了 10 台手术，通常在早上 7 点半进手术室，持续到晚上 11、12 点才能出来。

我记得那天早上，我刚上第一台手术，还在准备阶段，病房护士打来电话，说老太太出现神志不清、叫不醒的情况，血氧饱和度也偏低，只有 80%～90%，心跳很快，血压也不高，生命体征快要稳不住了。

我和组里的医生第一时间冲到病房，和值班医生一起紧急处理。从血液化验结果来看，我推测有两种可能性，一是脑梗，二是感染性休克的前期表现。我们第一时间请了神经内科的主任来会诊。因为人叫不醒，神经内科的主任建议如有可能，拍脑部的片子看看情况。

没搞清病因，老太太的氧气又供不上，本来应该 95% 以上的血氧浓度，现在已经掉到了 80%。在普通病房，生命体征稳不住，有很大的危险，我们马上联系了 ICU 的会诊医生和抢救小组，建议立刻转 ICU，做气管插管，维持血氧。

而转 ICU、气管插管这一步，需要她儿子作为家属来签字。然而令我们大家都意外的是，他拒绝了，而且很坚定。

可是，老太太类似感染性休克，病菌到了血液里，如果不及时抢救，通过插管把氧气供上来，不仅脑子保不住，手脚也可能不会再动，就连最基本的生命体征也维持不住。

后面，老太太的女儿也赶来了，一致拒绝插管。他们告诉我，老太太在脑子还清楚的时候，就和家里提前商量好了，如果出现危急情况，不想做气管插管这类痛苦且对身体有损伤的抢救。

骨科的疾病，像骨折、颈椎病、腰椎间盘突出，一般不致命，偶尔有肿瘤的患者，经过手术治疗，生存期起码也有三个月以上。在这之前，我从未遇到过家属选择放弃有创操作、放弃抢救的情况。

过去三周里，我和科室的医生，都花了很多时间和精力，去找到老太太的病因，不停调整医疗方案；过去两年，老太太和她儿子也都在积极寻求解决方案。这时候刚看见曙光，却放弃抢救，太可惜了。

我做她儿子的工作，告诉他做了气管插管，先把氧气供上，再针对性做一些治疗，说不定你的妈妈会越来越好。

只是，兄妹俩都很坚持，不进行插管抢救，目光也很坚毅，并向我解释了这么做的缘由：

"我爸爸妈妈虽然年纪都大了，但是脑子非常清楚，都提前做好了决定，这种情况不做插管。在 ICU 全身插满管子，气管插管拔不掉，手脚都不会动，只剩下一双眼睛可以眨，他们都不想变成这样。他们甚至希望安乐死，但安乐死目前是违法的。"

有这么一张拒绝抢救的通知书，医院里的医生和护士都没有权限帮老太太插管，只能给她吸氧，挂上盐水，密切观察。

我们组里的医生和当天的值班医生，轮番找她儿子谈，老家有没有什么习俗？要不要趁着母亲心跳还在，带回家里，或者回到家附近的养老医院走完最后一段路。

他告诉我们，家里人都商量好了，就在医院里走，哪也不去。

那天过得非常艰难。在两台手术之间，我都会回来看一下这位奶奶。她的意识已经消散，但是心跳、呼吸都在。每一次看望，我都能感觉到她的生命之光正在黯淡下去。而在一周前，她还是那么渴望站起来，渴望过上有质量的生活。

到了下午 4 点左右，值班护士突然给我打电话说，老太太不行了，尽管值班医生第一时间做了心肺复苏，但也无济于事。

当天晚上，老太太就走了。所有的手术结束后，我回到病房，目送老太太离开。这是第一位我没能尽全力抢救的患者，也是我第一次对生命消逝感到这么无助。

最后，老太太的儿子告诉我，曾经，她母亲也是一位内科医生，一直在她做了四次手术的那家医院，工作到了退休。也许，她曾目睹许多人在生命最后毫无选择地、痛苦地离去，而她不想这样。

以当时老太太的身体情况和脊柱耐药结核的病情，即使做气管插管，也的确有太多未知数。我们谁都不能确定，她有没有可能好转，也不知道插管插上了，能持续多久。她子女的拒绝签字，也是在坚持她的选择。

患者本人与家属的意愿，与医疗的最优解之间，常常会发生矛盾，我们能做的只有尊重。医学确实有边界。面对生死，我们选择的权利有限了。

15

糖尿病足：慢性病的凶残面目

糖尿病极残酷的一面

很多人觉得糖尿病是一种温和的慢性病，不以为意，但事实是，如果不好好干预，这种疾病会展现出它极其残酷的一面，甚至会让一个身经百战的外科医生，也感到毛骨悚然。

我们院区的手术室有 30 多间，大部分连续并排而建，中间隔着厚厚的一堵墙。骨科的手术室之间，墙里还设有一层铅板，来防止不同手术室里射线的干扰。通常情况下，我们在一间手术室里做手术，几乎听不见隔壁的动静。

有一回，我和同事正常在做手术，却听到隔壁房间的病人发出阵阵凄厉的惨叫。叫喊声穿透了整层楼，在走廊上方飘荡，听得大家心里都毛毛的。

我纳闷这是怎么了，也不好好给病人打麻药，让病人痛得大喊大叫，搞得整层楼都不安宁。于是，手术结束后，我怀着好奇心去了隔壁，不想刚走到门口，就闻到一股浓重的臭味从手术室里透出来。

怎么形容这种气味呢？就好像在一个小空间里，同时打碎了许多个臭鸡蛋。

原来，躺在手术台上的，是一位糖尿病足的患者。糖尿病往往从周围神经开始病变，患者会出现眼睛看不见、手脚上轻微的伤口容易溃烂等情况。而糖尿病足是一种由糖尿病引起的严重并发症。高血糖慢慢侵蚀着患者的神经和血管，最终导致足部的感染甚至溃疡。

这位病人的情况尤为严重，他的整个脚后跟中间，已经全部烂穿了，只剩下脚掌的前半部分和一小截脚后跟，中间一段完全空了。脚上的肉烂了很久，散发出浓重的臭味。这股气味不仅充斥了整个手术室，还蔓延出来，路过门口就能闻到。

即使我是外科医生，也处理过很多意外造成的血肉模糊的场面，但这回光是在门口看到那只中间缺了一块的脚，也有点难受和反胃。

我们院擅长手足外科微创治疗及功能重建的李宏烨主任，正带着团队，为他做手术。患者年龄不算很大，只有60多岁，但有冠心病，全身麻醉的风险很高，只能做局部麻醉。又因为他足部缺了这么大一块，即使局部麻醉，药也不能注射太多。

所以，病人到了退无可退的境地：麻药，打不了太多；手术，又必须进行。如果不进行干预，糖尿病足可能进一步恶化，最后整个脚都保不住，甚至危及生命。

最终医生和患者，只能在麻醉效果有限的情况下，硬着头皮开始了手术。这相当于病人在清醒且足部有知觉的情况下，切除脚上的烂肉。疼痛的程度，不亚于古代关公刮骨疗毒，也难怪他叫得如此惨烈。

　　患者的叫喊声和浓重的气味混杂在手术室里，让人没有办法久留。护士、麻醉师都只能在门外等候，等有需要时随时进去，只有我们敬业的李宏烨主任骨科医生团队还留在房间，一边仔细清除足部患处的腐肉，一边用言语轻声安慰着他。

　　足部溃烂，往往始于微小的伤口。开始可能仅仅是因为鞋子不合脚，擦出了一个不容易发现的小口子，又或者是在剪指甲时，不小心剪伤了肉。如果病人血糖没有得到控制，饮食、生活习惯也没有调整，这个小伤口便久久不能愈合，反复溃烂，伤口的面积也会越来越大。

　　这个过程中，还会发生合并各种细菌、病原体的感染，随即产生各种不同的味道。最后，哪怕包得再严实，臭味也都会弥漫到整个空间，让人难以近身。

及时治疗来自亲人的日常关注

　　我询问他们组没有上台的住院医生："病人情况这么差，为什么拖这么晚才来看？"

　　年轻的住院医生告诉我，这位患者家在农村，住的是自建的上下两层小洋楼，爸爸住楼上，儿子住楼下。儿子平时比较忙，也比较粗心大意，很少去看他爸。所以，患者刚开始足部溃疡，散出臭味，并没有人注意到。他自己也很能忍，觉得在家换换药能好，就随它去了。

饮食上，家里人之前也知道他有糖尿病，但并没有怎么控制他吃喝，也就没控制住血糖，更别说平时测血糖了。后来家里实在臭得受不了，儿子才发现了病情，把爸爸带到医院来。这时候，患者的足部已经烂了好几个月。

老一辈不想麻烦儿女，年轻一辈工作又太忙，不能及时地关注长辈的身体，一拖再拖，就拖成了这样。

糖尿病足的痛苦之处在于，一次惨烈的清创，并不能一劳永逸地解决问题。清理了一次创口，如果患者的血糖还是没有得到控制，伤口依旧会进一步溃烂，后面需要一次又一次地清创。

这位患者的身体条件打不了麻药，就得反复地承受刮骨般的疼痛。清创需要持续到某一次打开敷料，下面的肉芽是粉红的、鲜艳的，看不到烂肉，才取得了初步成功。

这位患者的情况还不是最严重的。如果置之不理，足部的问题影响到了主要的血管和神经，就只有截肢一条路可以走了。

我常常看到李主任他们组给病人做截肢的手术，比如患者的脚趾已经黑掉了，烂得不行，只能先截掉一只大脚趾；如果还是没有控制好，再截掉两只小脚趾；再不行，便需要把半只前足截掉；还是不行，就把整只脚截掉；直到截掉整条腿，甚至髋关节基底部……

糖尿病引发循环的感染和坏死，就像是一场由足部开始，不停向上的、对自身展开的围猎；每次截肢，身体的部位就被啃食掉一点点。

糖尿病进展到严重的程度，不仅是身体的完整性被剥夺，功能受限，也会引发全身性的问题。手术治疗时，想要少吃点苦头、打个麻醉，条件有时候也不允许，所有的痛也只能硬扛。

改革开放以来，我们国家的经济飞速发展，老百姓的饮食结构与生活方式，都发生了翻天覆地的变化。随着经济腾飞，糖尿病这一慢性病的患病率也悄然上升。20 世纪 80 年代，我国的糖尿病患病率曾非常低，不足 1%；而到了 2018 年，18 岁及以上成年人的糖尿病患病率的估计值，已经来到了 12.4%。

生活在变好的同时，大家也要关注自己与家人身体健康，合理饮食，减少糖尿病发生在自己身上的概率。

那一天隔壁手术室凄厉的叫喊声和浓烈的臭味，给我留下了深刻的印象。

从那以后，当我遇到有糖尿病的患者，我都会额外嘱咐他们控制好自己的血糖，管住自己的嘴。同时，叮嘱他们不要穿硬质的鞋子或是夹脚的拖鞋；平时修剪脚的时候要特别小心，在生活当中尽量避免弄伤自己；如果不慎弄出伤口，要去正规的医院及时处理，不要拖延，也别自以为是，自己在家换药。

作为医生，我光是旁观糖尿病足的手术都觉得残忍，久久无法消化，更希望任何人都别再经历。

16

腰椎感染，拖垮一个家

2024 年底，我几乎目睹了一个家庭的倾覆。

患者是一位 40 多岁的大货车司机，在短短 1 个月左右的时间，他从家庭收入的主要经济来源，变成家庭支出的长期经济负担，而远期的医疗投入，更是一个无底洞。

我不知道他与家人未来的生活要怎么进行下去，我只能记录下我看见的一切，希望大家能在疾病发生到不可逆的程度之前，积极治疗。

大部分的颈椎、腰椎疾病，并不会给患者带来沉重的经济负担。但疾病到了严重的程度，一直拖着不干预，就像是一艘有缺口的小船，慢慢驶入充满风暴的深海之中。

船里的水越来越深，缺口也越来越大。最后纵使整船人都竭尽全力向外舀水，也改变不了船将倾覆的命运。

在小船出现细微的裂缝时就及时修补，防患于未然，是我记下这个故事的意义。

严重的腰椎感染

那天我正在手术，急诊科主任给我打电话，说楼下接进来一个蛮严重的病人，正在高烧，有感染的迹象，下半身腿和脚都不会动了，同时大小便失禁；病人目前是高热叠加瘫痪，虽然因为病情重并不会立刻转到我们病房，但可能和我的科室最相关。

送到医院时，病人的血压已经维持不稳。正常人收缩压范围在 90 ~ 120mmHg，舒张压在 60 ~ 90mmHg，而这位病人只有 60/30mmHg 左右，属于严重低血压，需要先进行抢救，用大量的补液，以及升压、抗感染的药物，把生命体征先稳住。

我们为他做了一个检查，发现这位大哥的腰椎有巨大的椎间盘突出，继发椎管狭窄，并存在脊柱侧弯、感染。手术的空当，我看到他的检查结果和血液情况，推测他应该是腰椎化脓性脊柱炎。

腰椎化脓性脊柱炎是一种感染引起的脊柱疾病，一般是病菌侵入腰椎及周围组织，导致椎体、椎间盘和周围软组织的炎症。脓肿刺激、压到了脊髓和神经，再加上这名患者并存的侧弯、腰椎间盘突出、椎管狭窄，中断了神经信号，便有了下半身瘫痪的表现。

检查的结果显示，他的神经管子里、骨头里、椎间盘里、腰椎旁边的肌肉里，都有一大团一大团的脓肿，并且可以推测已经渗进了血液里，引发了败血症、感染性休克，导致血压一直维持不住。

我们的血液里面有一个炎症指标叫作"超敏 C 反应蛋白"，正常应该是 5 ~ 10mg/L，平时我们感冒发烧一般就是 20 ~ 30mg/L，这个病人入院时有 300mg/L。这是一个危险信号，提示患者全身性、剧烈的炎症反应，患者可能正面临生命威胁。

手头的手术结束，我赶紧先去看了这位已经入住 ICU 的病人。当时，他的精神还比较萎靡，脑子也不是很清楚，我们之间的沟通也只是只言片语。

于是，我又找到家属，想了解更多的情况。然而，他们一家已经没有能把病情讲得很清楚，又能拿主意的壮年家庭成员了。

原来，患者和妻子早已离婚，目前两个女儿跟着他生活，且都还在上学。父亲因为脑梗长期卧病在床，只有 70 多岁的老母亲陪同。患者的父母都是农民，没有退休金。

他的年纪与我相仿，黑黑瘦瘦的，是家里唯一赚钱的人。一家老小的吃穿用度和两个女儿的学费，都是他在高速上经年累月跑出来的。

2023 年的《货车司机从业状况调查报告》显示，有超过一半的货车司机，收入在 5000 ~ 10000 元 / 月。对于司机个人来说，这个收入不算很低，但对于这位患者来说，一人要养活一家子，显然是捉襟见肘。

这位司机大哥的母亲回忆，这些年来他一直念叨着腰痛、腿痛，但也没有时间、无法下定决心来看病。他们这一行，运货的活一旦丢了就找不回来了，所以坚持到了现在。前两天，突然间腰痛得吃不消，这才躺一天休息休息，没想到疾病的进程很快，这一躺就站不起来了。

眼下，他的情况很差，各项指标基本没有正常的，在 ICU 里整整住了一个星期。我们私下里担心，他会不会到不了我们骨科。因为连命都不一定保得住，可能没有做手术的机会。

压迫神经的脓肿

住了一周 ICU，司机大哥的命总算是保住了，但下半身还是处于瘫痪的状态。他的面庞瘦削，血压低，精神也很差。ICU 的医生们一直在给他用各种补营养、补蛋白以及消炎的药物。

这时候，他的炎症指标"超敏 C 反应蛋白"已经有所控制，降到了 100mg/L 以内，基本生命体征也平稳了，不用通过升高血压的静脉推药和抢救药品来维持。这之后，患者便转到我们骨科病房，治疗原发的疾病——腰椎感染。

等他情况好了一些，我们便给他拍了一个腰椎的磁共振，看看他的脓肿到底分布在什么样的范围，神经压迫到什么程度。

打开片子一看，我们科室的医生都吓了一跳：患者腰椎的神经管子里全都是脓，已经把神经压迫到没有存在的空间，主干的通路基本全部被堵死，腰椎附近的肚子里也都是脓肿和腹水。

感染性疾病并非在最初就这样猛烈，就像手上长了一个水泡，不会一下子就肿成巨大的脓疱。它最先可能是有点红、有点肿，长了个小泡泡，然后慢慢变大，逐渐变得一发不可收拾，将整个神经管都压牢。

这位大哥的感染，应该已经憋了很长一段时间。感染进展到肌肉里全是脓、肚子里也全是腹水，推测估计要几周甚至几个月。

一开始，可能只是反复的腰痛，出现了一点点感染，但是一直没有时间去医院看病，直到拖到完全开不了车，才来了医院。

能不能手术？进退两难

转到我们科室病房后，司机大哥的状态稳定了很多，脑子也清楚了一些。我和他聊天，发现他的腰椎已经是持续几年的老毛病了，车开得久些，脚便会感到麻。

一开始，他觉得是正常情况，毕竟一上高速就是好几个小时，腿脚一直不动，有点麻不是什么大事，就自己挺着。车停到哪里，他便在当地打听土方法，弄两块黑膏药贴上，便继续上路了。过去，只要他还开得动，就会不知疲倦地一直开下去，而这一次是真的是开不动了。

作为医生，我也算身经百战，见过各种各样的患者，他们有的不那么富裕，但身边总有一些家人的支持。我在治疗的时候，也会尽到医生的职责，在自己的职业范围内帮助他们，不用把自己的感情投射进去。

但面对这位司机大哥时，我切实感到了无力。

一方面，他家的情况的确困难，孩子在读书，父亲长期卧床，作为病人的他又是家里唯一的收入来源。前面的抢救，已经花费五六万的医疗费，医保只能报销一部分。

后面身体吃得消的话，还要继续进行腰椎手术，他的母亲告诉我，目前超出医保的治疗费用，已经是拼拼凑凑借来的，又让亲戚帮忙借了一些钱，想着一定要把病治好。

患者的大女儿大学快毕业了，等到那时收入情况也许会好一些，但年轻人刚刚步入社会，也会遇到很多问题，同样需要家里的支持。

另一方面，他的情况实在是太差。目前神经已经完全被脓肿压死了，还有椎间盘突出、马尾综合征的表现，按照现在的医疗水平，凭我的临床经验，即使手术做得再顺利，术后也很难站起来（除非出现奇迹），最多就是能在轮椅上坐一坐。

今生往后大部分的时间，这位司机大哥可能都要跟他父亲一样，需要长期卧床，无法再挑起家庭的重担去开车，或者去干一些其他重体力活了。而且他的情况，还需要不断地花钱调理、药物治疗和康复训练，不确定还要花多少钱，像是一个支出的无底洞。

更何况，现在患者的身体条件，仍然没有机会做手术。在 ICU 待了一周，血压还只有 90/50mmHg 左右，身体依旧反复发热。

他的营养状况也很差，存在贫血，抵抗力和免疫力都不好，还需要自费输入一些白蛋白来补充；肚子有腹水都不敢去脱水，因为一旦用了脱水消肿药，又怕他血压再降下来……

这位司机大哥有好几段神经都遭到了重度压迫，还存在脊柱侧弯，需要动一个很大的手术，对身体也是一种考验。所以，我们需要等他身体恢复一些再去做，不然手术本身的打击，又或是手术操作过程当中脓肿的释放，引起全身再一次的炎症反应，命很可能就没了。

所以在治疗上，我们还是很矛盾，怕他的身体熬不过手术，人财两空，所以继续保守治疗调理一阵子。

努力养家的普通人

又经过一个多月各方面的综合治疗，大哥的状态终于有所好转。

他的各项指标慢慢恢复了一些，脱离了生命危险；身体从原本完全不能动的状态，开始能活动一些关节，一只脚也会动一点了。他的肌力水平也从 0 级恢复到了 2 级，已经是很大的提升了。

司机大哥的治疗意愿很强烈，可能因为肩上的责任，他也很着急，每次见到我查房，都会拦着我问，能不能为他做手术，他好重新去跑车、干活。但因为他的身体的底子实在太差，还存在肝硬化等情况，始终达不到手术的条件。所以，最终我们没能为他手术，一直在保守治疗上下功夫。

原先碰到严重腰椎感染的病人，通常是身体有一些免疫缺陷，比如有风湿免疫类的疾病、低蛋白血症，或者有糖尿病、高血压、老慢支等基础病，又或是年纪太大、之前做过手术、受过外伤等等。

而这些情况，这位大哥都没有。

于是，有一次我和他聊天，问他是否有一些不良生活习惯。对方的答复让我有些意外：他既不抽烟，喝酒也不算多。因为长时间高强度地跑车，酒是没机会喝的；抽烟的花销大，为了省钱养家，他也很少碰。

身体发展到这一步，更多是底子差，每天吃的东西很对付，也没有营养，开车的时间太长，又要长久保持一定的姿势，生生累出毛病来。

要说有什么坏习惯，也许就是熬夜玩手机了。每次我去查房，都会看到他不断地刷手机，甚至还在床头放了一个手机支架，强迫症似的，持续刷一些小视频。

他很少与人交流，大部分时间都沉默着对着手机屏幕，似乎活在自己的世界里，和同病房的病友也不说话。住院期间，我经常接到隔壁床病人和家属的投诉。原来，是他晚上不睡觉，玩手机外放声音太大。

我也能理解他的行为。作为货车司机，白天长时间驾车，没有时间休息，没有钱娱乐，精神的消费高度浓缩在一块小小的屏幕上，晚上只能拼命刷视频来发泄一下，慢慢也就成了习惯。

对待家里的长辈，我们成年人都一样，会报喜不报忧。漫漫的高速公路上，腰疼、腿麻也没有人可以诉说。有时候我会觉得，他的疾病拖到这么晚才治疗，是因为他一直面临着一种孤立无援的处境。

2025 年 1 月，在骨科病房跨年之后，这位司机大哥终于达到了出院的条件，只是他很难再走路了。一个多月的时间，这个家庭花去了 8 万左右的治疗费用。不知道这需要司机大哥跑多少个日夜才赚得出来，也不知道他今后是否还有机会，依靠自己的劳动来挣钱。

这个家以后谁来赚钱？以后谁来照顾他？医药费怎么还？家里的父母怎么办？还没毕业的孩子怎么办？这些问题始终萦绕在我的脑海里，久久不能散去。他的失能，对他一家是倾覆性的打击。

作为一个壮年男性，家里的支柱，他没有完整和美的家庭，长时间跑车也没有固定的同事，东奔西走的生活，让他很难建立起以地缘为基础的社会联结，灵活用工使得他缺少一定的社会保障……某些时刻，我会感到他像是一座孤岛，与周围一切联系都失效了。

"人"字是相互支撑的结构。如果有一个环节能够多提供一些支持，鼓励他尽早把病给看好了，也许他和子女、父母的人生，会拥抱新的可能性，不是像现在一样，一家人都好像驶入一片充满迷雾与风雨的海洋，很难再找到陆地的方向。

17

腰椎间盘突出与不肯休息的中年人

保险行业有个说法：寿险主要为家里的顶梁柱配置，即买给承担家里大部分经济来源的那位成员。一旦被保险人因故去世，寿险的受益人可以拿到一笔钱，来维持接下来的生活。这个说法不一定完全正确，但我们从中可以看到一种朴素的、平衡风险的意识。

同样的风险管理，也值得用在顶梁柱的腰椎间盘上。如果家庭主要劳动力的腰椎间盘突出一直得不到干预，甚至发展到了压迫神经、脊髓的程度，其生活与工作便会很大受限，也一样会影响家里的收入来源。所以，身为家中顶梁柱的人，一定要先把自己的身体照顾好。

本文的三位患者我放在一起讲，是因为他们三个人都时值壮年，都是家里的顶梁柱，也都因为忙着养家，抽不出时间来治疗自己的腰椎间盘。

吃了一年止痛药的货车司机

来我这里问诊的人，有不少是跑车的，其中有一位开大货车的司机，让我印象深刻。他与我年纪相仿，差不多三十八九岁，一米七左右的身高，有些壮。常年在高速公路上跑长途，他的双颊与脖子，都被晒得黝黑。

找到我时，他右边的屁股，连带着大腿、小腿的后方，已经痛了一年多，开车的时候，需要时不时动一动腿才吃得消。大小腿出现放射性疼痛，提示神经根受到了压迫，这也是腰椎间盘突出的常见表现。

持续的疼痛，已经影响到他夜间的睡眠。按他自己的说法，晚上没有一个合适的姿势是能让他睡着的，仰着也不行，侧着也不行，夹个枕头也不行，要趴在床上拱着，才能稍微休息一会儿。

货车司机每天长时间蜷缩在空间有限的驾驶室里，一开就是10多个小时。时间就是金钱，为了多跑一些路，他们不常去服务区休息，腿部也一直保持着同一个姿势。

2023 年的《货车司机从业状况调查报告》显示，像这位大哥这样的中重型货车司机，多跑长距离运输，有接近四成的从业者，每日的驾驶时长集中在 12 小时以上。

如果开的不是自己的车，休息时间就更少了。有六成受雇佣的司机，每月的休息日少于 4 天，甚至有 38.12% 的人表示基本不会休息。

这位司机大哥，其实一年之前就去医院看过，也拍了片子，当时就发现最下面一节腰骶部有巨大的一个椎间盘脱出，严重压迫神经，导致坐骨神经麻木。这也是他路走不了、觉睡不好的直接原因。

他的情况不是个例，而是整个行业的缩影。由于长时间的驾驶，患有职业病的货车司机当中，得腰椎病、颈椎病的司机占比最多，达到了 92.54%。

当时接诊的医生就和这位大哥说，这种程度的椎间盘突出，压迫神经这么厉害，已经严重影响生活，是需要手术的。但他并没有手术，而是选择继续跑车。

他和我介绍情况说："我这个大货车的活儿，一旦停下来就等于把客户给了别人了，后面可能就找不回来了，那我拿什么养家呢？我家里就是要靠我这点儿收入来供的，哪怕是停个一两周，我也无法承受，所以只能忍着。"

所以这一整年，这位大哥没有休息，也没有手术，靠着边吃止痛药边工作来维持生活。有段时间疼得人都瘦了，东西也吃不下去。

这可能也是他吃药的副作用之一。长期服用非甾体止痛药，可能会导致胃肠道问题，比如胃炎、胃溃疡等。所以，腰痛也不能完全依赖止痛药，还是要遵医嘱。

我问，今年怎么想到来看一下。大哥回复我说："都挺了一年了，实在是觉得挺不下去了，也想看看自己现在到底是什么情况。现在感觉没有像以前疼得那么撕心裂肺了，也可能是疼习惯了。"

他怕我这里排队久，耽误时间，就把当地医院复查的腰椎磁共振结果拿给我看。我看了片子的情况，告诉他："腰骶部的突出，虽然看起来比原来小，但是神经还是卡得比较牢，还是需要处理一下。"

他这种情况好比一间房里堆满了垃圾，里面的神经能已经到了退无可退的地步，手术很有必要。

没想到这位大哥一听突出的范围比之前小了，也不知道是安慰自己，还是安慰我，便说："现在好像也没有以前那么痛了，那我就再挺挺、再忍忍吧。能跑多久跑多久，实在干不动了，我再停下来去治疗。"

我一听愣住了，实在不知道怎么接话。

我也能理解他的难处。老话说，伤筋动骨一百天。骨科的手术，哪怕是微创，也需要休息三个月到半年的时间。腰椎间盘突出，不管是吃药、手术还是理疗、康复治疗，都需要漫长的时间恢复。手术后，要保持腰部的稳定，而开车则需要一直窝着腰，一路上还要颠簸，他也无法立刻回到岗位上。

又有多少人，能承受得住三个月的休息呢？作为大货车司机，停下来以后可能就找不到活儿了。他是家里的顶梁柱，这三个月到半年的收入，又从哪里来呢？

而我内心也隐隐担忧。神经压迫会影响我们的感觉和运动。如果他在跑高速的时候，忽然感觉到脚麻、使不上劲，不能及时踩刹车，也许会有生命危险。

我安慰他："你还是应该以身体为重，先把病治好，才能用更好的身体去干活。"

他自然没有听进我的话，还是打算再忍忍。离开诊室前，我递给他一张名片，告诉他："你需要帮助时，哪怕是在跑车途中，都可以随时打我电话。"

抽不出时间看病的销售

还有一位顶梁柱患者，我甚至没有见到他本人。门诊信息上，患者的性别是男，28 岁，可那天从诊室门后探出头来的，却是一个烫着微卷短发的阿姨，大约 50 岁。

阿姨拎着一只手包，还没等我开口，便掏出了一张片子，对我说："医生，我儿子腿疼一个礼拜了，上班没有时间来，你帮忙给他看下。"

我告诉她："阿姨，看病肯定是要自己来的呀。"阿姨笑了笑，和我讲："没办法，他的工作停不下来。"

因为片子扫码还需要身份证的后 6 位，阿姨便打电话给她儿子。趁这个机会，我也跟患者本人聊了一下，询问他到底哪里痛。小伙子告诉我，右侧屁股，到大腿小腿后方，一直到脚踝，都感到疼痛和麻木，大约持续了一个礼拜。

听了他的描述，结合片子的情况，我判断他正处于腰椎间盘突出的急性发作期，对他讲："这里一个椎间盘的巨大脱出，肯定疼得厉害。"

小伙子表示，那天去找了一个中医推了两下，感觉腰疼好一些了，只剩一点痛和麻，拿了医馆开的五六种药，便又回去上班了。

这些药物由他妈妈带来了诊室，摊开一看，都是没有听过名字的活血化瘀的颗粒、冲剂。只有一种维生素B1我知道，是营养神经的药物。治疗腰椎间盘突出最首要的非甾体类的消炎药，用来止痛的，却没有开。

阿姨看起来很有主见，只追问我两件事：第一，怎样能不开刀，不要那么痛，让她儿子可以继续上班；第二，除了这一塑料袋的中成药之外，还要不要再加点药？

我有些无语，答复道："肯定是你儿子的身体重要，要先处理这个腰椎间盘突出。如果神经已经损伤了，就必须手术。如果神经没有损伤，可以暂时保守治疗，观察一下，但是也最好在家休养。至少要把患者带过来，我当面看一下，比如说你的神经到底有没有问题，脚背脚底麻不麻，抬腿痛不痛，脚趾和脚的力量是不是也变差了等等。"

阿姨不死心，认为有更简单的治疗办法，继续咨询我："腰椎间盘掉出来以后，是不是找厉害的老中医推两下，就能推回去？"

我的答案是，肯定推不回去。

正骨、推拿和针灸，确实有一定医学依据，它们通过刺激肌肉和穴位肌腱的特殊位置，即扳机点，来充分放松肌肉。按摩一下，可以加快血液循环，排出代谢废物，再配合口服的活血化瘀药，疼痛能稍微轻一点。但这些手法，多适用于轻度的症状，就是那些本来只用保守治疗的颈椎、腰椎疾病。

比如说腰部肌肉有点紧张，但没有零件上的大问题，稍微按一按，揉一揉，肌肉就放松很多了。还有些突发的腰痛，属于小关节的错位和紊乱，推完之后会听到"咔啦"一声响，复位一下，患者也会感觉清爽很多。

但是如果腰椎间盘突出已经压迫到了神经，经医院评估需要手术了，那这些按摩理疗的方式，不仅没什么用，还可能适得其反。

阿姨听了我的话，向我解释起了她家的情况。原来，她儿子虽然比我小 10 岁，但已经有了两个小孩，生活压力很大。现在大环境不景气，儿子好不容易应聘上一个临时的销售工作，一旦请假两个礼拜，岗位就要被别人替掉了。所以哪怕腰腿痛得厉害，也只是请老中医推拿一下就直接去上班了。

听完阿姨一席话，我也有些无奈，于是默默把一袋子的药打开，一样一样理顺。阿姨听不懂，我就把维生素 B1 单独拿出来，拍个照，然后嘱咐患者只吃这个，再配一种非甾体类的消炎止痛药回去，两样一块吃，其他药先放一放。一下子五六种药一起吃，可能病还没看好，肝肾功能会有损伤。

阿姨似乎觉得我描述得有些严重，于是追问，她儿子之后回家，是不是得天天躺着。

我向她解释，腰椎间盘突出急性发作，确实建议躺一两天，休息一下，之后可以起来活动活动，这时候建议把腰带系好。腰带通过限制腰椎活动，可以减少突出的椎间盘对神经的刺激，减少疼痛。

她对我的建议，似乎不是很满意，喃喃道："请假回来休息，他也就是躺在床上玩手机，那还是去上上班，有点事情做。"听她这么讲，我也只能苦笑，反复强调等她儿子有时间就来我诊室，不要拖太久，一定要重视，我可以随时加号。

也许是阿姨觉得她儿子的病不是很严重，也不知道以后可能会出现的严重后果，所以认为没有必要第一时间去治疗，也听不进我的话。最后，她带着新开的消炎止痛药，便离开了。

在她眼里，儿子作为家里的顶梁柱，工作是更重要的。

机器有维修的时间，人却没有

第三位患者来自网络咨询，我们已经沟通三次了。她反复来找我，是想了解更多不用手术就能改善腰腿疼痛的方法。

这位患者来自山东，35 岁左右，是位车间女工。因为腰椎间盘突出，之前在当地的医院做了椎间孔镜的手术，但手术后疼痛和麻木一直没有缓解。

椎间孔镜手术是一种治疗腰椎间盘突出等脊柱疾病的微创手术，一般来说创伤小、恢复快。像她这样术后没有缓解，可能是神经恢复延迟或者残余压迫引起的，具体还需要结合磁共振或

CT 评估。

手术后，她还是一走路就痛。为了缓解疼痛，她就一直吃止痛药。一般来说，止痛药吃一个半月就差不多了，而她连吃了 6 个月。实在痛得厉害，她每周还需要去打一次止痛针和封闭针。

封闭针的主要成分为用于镇痛的局部麻醉药物与糖皮质激素，两者结合来快速缓解疼痛和减轻炎症。在固定的组织中频繁打封闭，药物不好吸收，不仅治标不治本，还容易造成局部水肿和激素结晶沉积，更重要的是会掩盖真实病情。

手术之外的缓解方法，她都尝试过了，只为了能够不耽误去车间上班。我问她："你这个情况还坚持工作，身体重要还是工作重要？"

但这位患者也坦言，没办法，不工作不行，哪怕是现在买药的钱，工作一天也未必能赚出来，只能趁车间的机器停下来检修的空档去看病，大部分时候只能忍着。

听到这些话，我有些难过。机器有维修的时间，人却没有。这位患者一直追问我有没有更多止痛的方法，只要不手术、不耽误工作，她都愿意尝试。

其实，我经常告诉患者，神经压迫的时间越久，以后恢复起来可能越困难，甚至可能会留下终身残疾。即使不到这一步，你的脚也会一直麻，腰腿会一直痛，走路都没有力气。发展到那种程度，即使手术了，效果也不会好。就像绷紧的弦，断了就彻底无法续上。

但成年人总有太多顾虑，如果没有家人的支持，愿意立刻停下来治疗的患者很少。

不论是门诊中，还是网络上，我这些失败的劝说，司空见惯。这些患上腰椎间盘突出的青中年人，都上有老、下有小，是家里的顶梁柱。他们生病以后，没有办法把自己的身体放在第一位；一旦停下工作的脚步，工作就没了，后续可能也很难找到新的工作。

现在静下心来想想，如果是我生了什么病，除非真的干不动了，否则我可能也停不下来。患者那么多，门诊都排到一个月以后了，还要加这么多号。每天有这么多的手术，没有哪一场是能够停下来的。

每一位顶梁柱的背后，都是一个依靠他们的家庭。他们或许总是习惯性地把责任扛在肩上，把疲惫藏在心里，把疼痛留到最后才去面对。可当他们的腰椎终于不堪重负，倒下的，往往不仅仅是他们自己，还有整个家庭的天平。

我们常说，照顾好自己，才有力气去照顾别人。这句话对于那些承担重任的人来说，更是如此。预防胜于治疗，作为家里的顶梁柱，关心腰椎健康，不只是为了自己，更是为了那些需要我们的家人。

18

避免过度手术，给病人一个保守治疗的机会

老刘 42 岁，过去的一半人生里，他一直是一位初中数学老师。作为主课教师的他，排班表很密，几乎每天都有课程，有时候要一口气讲一上午，在两三个楼层与教室之间来回穿梭。

常年授课，使得老刘的嗓音听起来有些沙哑。不过，比起声带的磨损，他的颈椎问题更加棘手。

老刘能写一手好板书。数学老师的黑板，从来都不够用。四五米宽的大黑板，却未必够完整解析一张卷子。

为了节省擦黑板的时间，提高讲课效率，老刘习惯踮起脚尖，伸直右胳膊，微微后仰着上半身，从黑板的左上方开始写。这样，可以尽可能地利用黑板的空间。

长期高举右手，保持一个姿势书写，让他的右肩肩胛骨区域的肌肉长期处于紧绷状态，颈椎也间接承担了额外的负荷。

等一整面黑板写满，他的右手又像个圆规，以肩膀为轴，划着半圆，仰着头一下下擦去刚写下的内容。

更漫长的颈椎压迫来自课后：长时间伏案批改作业，下班了还得伸着脖子对着电脑备课，课余时间还需要看书、整理教案……当老师这些年，老刘的颈椎一直处在多重的高压之下。

有一天，他一觉醒来，发现自己脖子与肩胛骨的地方，出现了放射性的疼痛。这种疼痛的感受，一路向下，一直蔓延到手臂，甚至大拇指也出现了麻木的感觉。

过去，老刘偶尔也会感觉到这两个部位的酸胀，休息一会便好了，而这一次显然不一样。于是，老刘赶紧向学校请假，又和同事调好课，赶到家附近医院检查。

他先做了一个颈椎的 CT，后面又拍了一个磁共振。检查结果显示，老刘的颈椎第五、第六节椎体骨之间的椎间盘存在突出。

健康人的颈椎会呈现出轻微向前凸的自然生理曲度，形状类似于英文字母 C，约 21~22 度，这样的曲度可以增加颈椎的弹性，同时缓冲对大脑的震荡。而老刘的颈椎曲度，在 CT 上显示已经有变直的趋向。

医生看到他的片子，直接跟他说，你这个是需要手术的，因为颈椎间盘已经明显压迫到神经了，一直拖着，不小心摔一跤或者一个急刹车，可能就会有瘫痪的风险，得赶紧住院手术。

老刘知道自己颈椎是不太好，这些年也一直有脖子疼的情况，但听到医生说不手术很可能会瘫痪，着实吓了一跳。

一方面，他开始发愁手术的时间。当时离暑假还有很长的一段时间，而带学生是连续性的工作，很难说休息就休息。忽然换了任教老师，学生的成绩也会受到影响。而且，颈椎上的手术可不小，即使一切顺利，也要很长时间来休养。

另一方面，那个医院的医生把他的情况描述得很严重。一听手术之前碰到意外，随时都要瘫痪，吓得老刘的神经一直紧绷。

诊断下来后的几天，他没有去学校，也不敢出门，大部分时间躺在床上，就连在家走路也格外小心。即使到了晚上睡觉的时间，也一直在惦记脖子的事情。

为了缓解焦虑，老刘开始在网上搜索相关的信息。也许是机缘巧合，又或者算法推荐了相似的内容，就在这个时候，他刷到了我讲解颈椎相关科普知识的视频，也看到我在教大家做颈椎操。

于是，在疼痛的第三天，老刘带着外院的片子，抢了一个我的号，来到了我的门诊。

椎间盘突出，确实存在

简单交谈后，我了解了老刘的基本情况。我查看了他的颈椎磁共振结果，影像显示，他的颈椎第五和第六椎间盘右侧的确存在突出，并且压迫到了相应的神经根。

这和他右肩、右臂的放射性疼痛及轻微麻木症状相符合。

随后，我对比了颈椎 CT 结果，发现他的情况其实还好，椎间盘并未出现明显钙化或骨性的增生，关节结构也没有严重退变、狭窄。

紧接着，我给他进行了一次仔细的查体。

在诊断颈椎病变时，影像学检查虽能提供直观信息，但临床查体同样至关重要，它能帮助医生判断患者的神经功能是否受损。

在查体过程中，我发现老刘的手部握力正常，手腕向上抬起和向下弯曲的力量也没有明显减弱，这说明他的肌肉力量并没有受到明显影响。

我继续测试了他的感觉功能。虽然他告诉我，手指尖偶尔有轻微麻木，但当我使用棉棒轻触指尖及虎口时，他能够准确辨别触觉，也没有感受到麻木。

这表明，虽然老刘神经受到一定程度的刺激、压迫，但还没有造成严重的感觉功能损害。

我问老刘："胳膊举高的时候会不会舒服一点？比如晚上睡觉，把胳膊放到头顶，是不是就能睡着了？"

他点头："确实是这样。"

这是因为老刘举高胳膊的时候，突出的椎间盘与神经之间的距离会远一些，疼痛自然有了相应的减轻。

同时，这也是一个帮助明确诊断的线索，恰恰说明突出物对神经的刺激没有那么大。

神经尚未损伤，可以先保守治疗

结合影像学和查体结果，我判断老刘的病情仍处于相对可逆阶段。

他的情况，可以推测主要是长期压迫颈椎的不良工作习惯或不恰当的睡姿，导致了椎间盘突出，而非骨赘（骨刺）或韧带骨化造成的结构性压迫。

这类椎间盘突出，在一定情况下可以通过适当的活动、康复训练或其他保守治疗缓解，部分患者的突出组织可能逐渐被机体吸收，不必急着手术。

我用通俗的语言向老刘解释："你的病情属于'神经根型颈椎病'。如果我们把神经系统比成一棵大树，现在是有一根树枝压住了。所以，这根树枝分管的区域，一整条筋下来，包括颈部、肩胛骨到虎口、大拇指和食指，都可能会出现麻木疼痛的情况。好在现在没有明显的神经压坏，你的手腕力量是好的，感觉也是好的。根据我的临床经验和文献的数据，七八成的神经根性颈椎病都可以保守治疗，不一定要马上手术。"

听我说可以先不用手术，老刘很高兴，但他的疑虑并没有打消。之前医生的话，让他始终处于紧绷的状态，希望我能够再帮他仔细看看。

老刘说："自从听医生说要手术，我满脑子记挂着我的脖子。晚上也睡不着觉，其他事儿都不敢做，也不敢出去，就怕摔了一跤以后起不来了。"

为了打消他的顾虑，我继续解释："现在你一来没有神经损伤，二来没有特别影响生活，比如导致睡不着觉、躺不下来，没有到非手术不可的程度，可以先给自己一个保守治疗的机会。"

实际上，这样的判断也不完全来自我的个人经验。根据《颈椎病的手术治疗及围手术期管理专家共识》，对于神经根型颈椎病的患者，需要有下列情况之一，才会推荐手术：

1. 经 3 个月以上正规、系统的非手术治疗无效，或非手术治疗虽然有效，但症状反复发作，严重影响日常生活和工作。

2. 持续剧烈的颈肩臂部神经根性疼痛且有与之相符的影像学征象，保守治疗无效，严重影响日常生活和工作。

3. 因受累神经根压迫导致所支配的肌群出现肌力减退、肌肉萎缩。

以上三条，老刘都不符合，所以可以优先选择保守治疗，观察效果再进一步处理。

再微创的手术，对身体也有损伤。虽然我是一个外科医生，手术是我主要的治疗方法，但我一直觉得，手术需要结合指征以及患者本人实际的查体情况，来综合判断。

见老刘还是不肯走，我补充道："反过来说，如果你现在的情况，真的到了非手术不可的程度，有神经明显损伤，并且非常影响工作和生活，甚至导致大小便失禁等，你不想手术都不行，我今天就会要求你住院。"

听我这么讲，他的心终于稍微放下了。

后续，我给他开了一些非甾体类的消炎药，以及一些营养神经的药物，嘱咐他不必像之前那样老躺着，但在起身活动时，我还是建议他戴一个充气颈托，增加颈椎的稳定性，分散椎间盘的压力。

另外，保守治疗期间，老刘需要尽量减少长时间低头。低头的时候，两节骨头会挤压椎间盘；而椎间盘受到一个向后推起的力，可能会让突出部位进一步刺激神经。

睡觉的时候，如果仰卧，建议使用一个拳头高度左右的枕头，可以让脖子保持在一个相对正常的曲度；如果侧睡，则建议选择肩膀一侧高的枕头，能减少脖子受到单侧弯曲的压力。

针对老刘的情况，晚上仰睡，右边胳膊放到头上，或者左侧侧卧，都相对会让脖子好受一点。

在没有不舒服的情况下，我建议他做做我的肩颈操，平时打羽毛球、游泳都可以。同时多出去看看风景，适度"东张西望"，做一些轻度的活动。

另外，像他的情况，还需要注意观察一下，在治疗过程中，手会不会变得无力，走路会不会有脚踩棉花的感觉，麻木是否有持续、程度加重，以及大小便的情况等等。

回去后，老刘在网上买了一个充气的颈托，请了几天假，按医嘱服药，开始了系统的保守治疗。

两周后的按时复查

两周后，老刘准时来复查。

作为老师，他对自己的病情格外谨慎，生怕耽误治疗的窗口期。这一点，他比许多病人都要更主动、配合。

我记得第一次见面时，他眉头紧锁，嘴唇抿得发白，进门就问手术需要花多久恢复、大概多少钱，像是已经做好了开刀的心理准备。

这次，他看起来轻松多了，眉宇舒展，说话时不再皱着脸，站姿也比上次自然了。

他笑着说："现在脖子和肩膀还有点麻，疼痛也还有，不过比之前好太多了。"

我点头："你恢复得还不错，保守治疗的周期一般是3~6周，三周左右才会有明显效果，你两周就有改善。而且我开的药并没有强效止痛成分，这说明你的急性炎症期已过，颈椎正在慢慢好转。"

以防万一，我再次为他查体，发现他手部力量、皮肤感觉功能都正常，病情没有进一步恶化。

听到这里，老刘松了口气，说打算再休养一下就回去上课，告诉我："学生们还等着我呢。"

我笑着点头："是，该回去了。"

接下来，他还需要再吃一周药来巩固疗效，平时多做肩颈操，只要控制好负荷，椎间盘突出会慢慢好转。

给病人保守治疗的机会和信心

老刘走之前，握着我的手，笑着说我是个有良心的"神医"。

我摆摆手，心里却有些感慨。说到底，我只是做了医生该做的事，在这个基础上再耐心一些。

颈椎病的治疗方法一直有明确的指南和大纲，但真正面对病人时，每个人的情况都有所不同：

有些人的颈椎病症状轻微，神经压迫不重，疼痛可控，手也不麻，很明显保守治疗就够了。

有些人则情况严重，手抬不起来，肌肉萎缩，神经受损明显，那必须尽快手术，不能拖。

但还有一部分人，像老刘一样，处在"可手术、可保守"的中间地带。

对于他们，最重要的不是吓唬，而是给他们时间和信心，让他们知道自己还有选择。手术也不是解决一切问题的唯一方案，如果保守治疗有效，何必让病人白挨一刀？

每次遇到这样的病人，我都会问自己：如果他是我的亲人，我会直接建议手术吗？

所以，我喜欢亲自查体，仔细问诊，弄清病人的真实情况，同时也安慰他们。让患者不再因为对未知的恐惧而焦虑，而是清楚自己为什么可以再等等，或者为什么必须尽快手术。

这样，病人能选择最合适的治疗方案，既节约时间和金钱，也不会浪费医疗资源。

有数据显示，教师群体中 22% 患有颈腰椎疾病。他们的工作特殊，承担着无数学生的未来。如果过度治疗，让他们做了不必要的手术，不仅他们要休养三个月，学生的课程也会被耽误。

医生的每一个决定，不只是影响一个病人，而是牵动着他的家庭、工作，甚至更大的社会系统。

开出的手术数量，从来不能反映一位外科医生的水平。能不手术就不手术，能保守治疗就不轻易开刀。

这不仅是对病人负责，也是医生对整个社会的责任。

下篇：徐医生的医学科普

防胜于治，出现征兆早干预

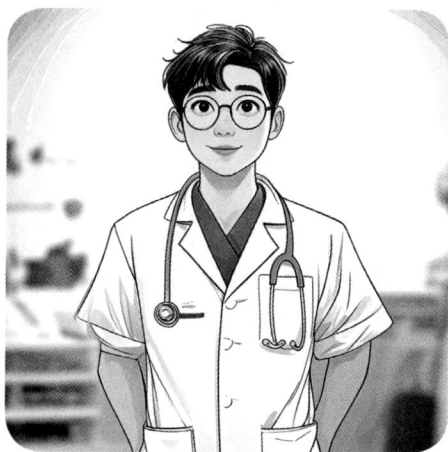

给您的身体打个分 *

来做做下面的健康测试题，看您的身体能打多少分。

首先，我们每个人一生出来都有 10 分。

1. 有严重疾病史，脑梗、恶性肿瘤等，扣 2 分。

2. 有任何慢性疾病（高血压、心脏病、糖尿病、腰颈椎病等），每种扣 1 分。

3. 年龄 40 岁左右，但从不主动体检，扣 1 分。

4. 从来不注意吃盐和油的，扣 1 分。

5. 没有坚持锻炼，扣 1 分。

6. 每天饮食没固定有鸡蛋、牛奶、豆制品其中之一，扣 1 分。

7. 久坐久站，扣 1 分。

8. 经常生气或者焦虑，扣 2 分。

能保持在 9 分，说明身体还不错，但要是低于 6 分就不及格了。

---

* 请使用微信扫描书中二维码。

颈椎问题的 7 个级别

一级：脖子偶尔酸、僵硬，平时也没什么影响。

二级：脖子、肩膀长时间酸胀，按摩一下就感觉很放松。

三级：肩颈不只酸，还开始疼，睡觉睡不踏实，按摩也没用。

四级：手肿、发麻、恶心想吐，人整天都不舒服。

五级：走路发飘，感觉要摔倒，站不稳，上肢无力。

六级：大小便难以自控。

七级：瘫痪。

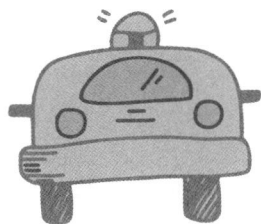

预防孩子脊柱侧弯，两个姿势一定要改掉

长期保持不良姿势，会导致孩子脊柱侧弯，有两种不良姿势一定要改掉：

1. 写作业时不坐直，身体是歪的。现在的孩子写作业时间很长，身体又长得快，长时间姿势不良，脊柱也跟着长歪了。

2. 跷二郎腿。经常跷二郎腿会让人的腰部肌肉受力不均匀，长时间下来肌肉一边强一边弱，就容易脊柱侧弯。

脊柱侧弯其实并不可怕，怕的是人们平时不重视，任其发展，等到严重就后悔莫及了。

两个动作改善孩子的弯腰驼背

孩子弯腰驼背跟平时低头玩手机，趴在桌子上写作业，背的书包太重都有关系。这些不良习惯时间长了不仅影响孩子的身高，还容易导致脊柱变形，诱发高低肩、脊柱侧弯等一系列问题。下面教大家两个动作改善弯腰驼背，家长学好了可以带孩子一起做。

1.把手放到后脑勺，轻轻扶住脖子的位置，手臂慢慢用力向后伸，感受肩胛骨正在向内收的过程，保持 3 秒再恢复，整个动作幅度不必太大。

2.脚后跟靠墙，后脑勺、肩膀也贴着墙，收下巴，最后双手贴着墙面，双臂屈肘向上先后做"W""V"形。背上的肌肉练强大了，也能预防和改善驼背。两个动作每天做三组，每组 20 次。

孩子看起来比同学要矮，怎么办？

孩子长高、长肉不是一下子完成的，家长要做的是帮孩子找到影响身高的问题所在，逐一解决。

身高跟遗传相关性最大，孩子的身高预测公式后面会给出。如果算出来发现确实没有达到遗传身高，需要及时干预，帮助孩子长高。

1. 尽早补钙。日常的饮食很关键，除了一天一杯牛奶，还可以给孩子换着做西蓝花炒虾仁、麻婆豆腐、鲫鱼豆腐汤、菠菜蛋花汤等既可以提供优质蛋白，又富含钙的家常菜。营养够了，孩子就可能多长几厘米。

2. 好的姿势。坐着、躺着都要保持脊柱自然的生理曲线，家长要多关注孩子，坐着学习时屁股和后背要靠在椅背上，双脚平放在地面上。有的小孩喜欢蜷缩着睡，这样的姿势对脊柱的伤害是非常大的，也不利于骨骼的健康生长。

3. 运动。不要总窝在家里或者去补习班，出去爬爬山、打打球都挺好，运动能促进身体的新陈代谢，白天释放了精力，晚上自然也能睡得好。

总之，长个儿是日积月累的结果，吃好睡好玩好的小朋友，一般都不会太矮。

反复头晕未必是颈椎病

颈椎病引起的头晕非常少，只占头晕原因的 1%~3%。

而且颈椎病引起的头晕大多是天旋地转，并且往往伴随手麻脚麻。如果是头昏脑涨，整日昏沉，一般都和颈椎病无关。

所以您如果经常头晕或者突然严重头晕，一定要早点去医院，让专业的医生帮您判断头晕的原因。

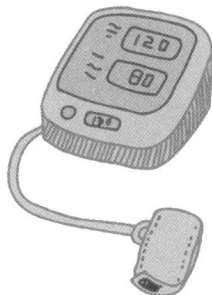

3个测试检测颈椎健康度

如果您颈椎不舒服，但不知道是肌肉损伤、颈椎劳损还是更严重的神经压迫问题时，可以跟徐医生做3个小测试。

1. 伸出双手，掌心向上，然后快速握拳、张开、握拳，数数自己10秒能不能完成20次，要是您本身没有手部肌肉劳损、腱鞘炎等问题，但还是做不到20个，或者越做越僵硬的，可能跟您的颈椎神经受到压迫有关系，要及时到医院做个检查。

2. 分别做以下几个动作：

（1）低头，让下巴碰到胸骨，保持10秒。

（2）仰头，标准是眼睛能直视天花板。

（3）头向左边偏45度左右，保持10秒，再换右边。

如果低头、仰头困难，可能是颈椎的前屈、后伸功能出现问题，引发原因可能是颈椎周围的肌肉紧张或者颈椎椎间隙变窄、颈椎间盘突出等。

如果头向两边靠近肩膀的时候，出现了脖子、肩膀、胳膊的疼痛，可能提示您的颈椎肌肉紧张或者颈椎关节有问题，要引起注意。

（4）这个动作需要有人配合。配合者夹住对方中指的第二节，用大拇指快速地弹拨中指指甲，弹拨的时候，其他四指如果都不自觉地往里缩，就要小心了，在医学上这个指征叫霍夫曼征阳性，提示颈椎脊髓可能有病变，要赶紧去检查一下。

3. 向前伸出左手，保持身体不动，手臂慢慢向后旋转，平伸于体侧，右手按住脑袋往右边偏，保持 10 秒，如果您感觉肩膀、手臂出现了疼痛或者麻木，可能提示您的颈椎是有问题的。

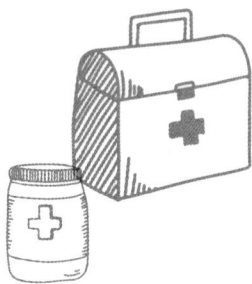

颈椎病从手麻时就要干预

51 岁的王阿姨经常手麻，某次做家务的时候摔了一跤，人就瘫痪了。

经检查发现，她得的是脊髓型颈椎病，颈椎的神经管子本就已经很窄了，这一跤又压迫到了脊髓神经。虽然我们为王阿姨解除了颈椎的压迫，但已经受伤的脊髓神经仍需要至少半年的时间缓慢修复，而且很可能回不到完全正常的水平。

在此要借王阿姨的事提醒大家，当身体出现胳膊、手麻等情况，且一周以上没有缓解，建议抽空到医院检查一下。如果王阿姨在最开始手麻时就进行干预，就能提早发现自己颈椎不好，悲剧可能就不会发生了。

"三高"日常就能预防

"三高"指的是高血压、高血脂、高血糖这三个坏家伙，它们跟全身的代谢相关。

年龄越来越大、不爱运动、饮食不健康都会影响代谢，所以"三高"往往是一起出现的。得了"三高"之后非常痛苦，严重影响心脑血管健康，不能随便吃东西，要一直检测血压、血糖。"三高"的每一高都会增加心梗、脑梗的风险，同时还会带来各种并发症。那么，"三高"该怎么预防呢？

首先，饮食尽量清淡一点，这一点非常重要。新鲜的水果蔬菜要常吃且多吃，不要重油重盐，油炸食物、烧烤食物、肥肉、动物的内脏要少吃，家里也可以备点粗粮，混在米饭里，这样更健康。

别让自己太胖。肥胖就说明身体的脂肪太多了，这时候血压、血脂、血糖都容易增高。

烟酒要少碰，特别是一些男士，自己抽烟不听劝也就算了，但是连带着老婆孩子一起吸二手烟就不好了。

最后，要保持心情愉快，少生气。

心梗前兆看耳朵

评论哪个五官最好看时，大多数人会谈到眼睛、鼻子、嘴巴，但是很少人会提到耳朵。可就是经常被大家忽略的耳朵，可以在一定程度上反映出心梗的前兆。

1. 耳鸣。如果您突然出现了耳鸣的症状，特别是那种持续不断、音调高亢的耳鸣，就要注意了。因为心梗会导致心脏供血不足，从而影响到听觉神经，就有可能引起耳鸣。

2. 听力突然下降。尤其是在没有其他明显原因的情况下，也要注意是不是跟心脏有关。

3. 耳垂出现褶皱。正常情况下人的耳垂都是软软的，很光滑，当血液流通不畅的时候，可能会出现耳垂缺血引起的褶皱，要是还伴有胸闷、胸痛、气短，更要小心。当然，不是说有这些情况就一定是心梗，而是提醒大家要多去关注自己的身体，发现问题，及时就医。

夜间腰疼一定要重视

　　一位 55 岁、干重体力活的大哥是家里的顶梁柱。在"阳"过后一个月，他的腰椎骨上检查出了晚期转移性的肿瘤。

　　他的家人说他平时身体挺好的，只是偶尔夜间腰痛，问题就出现在这个夜间腰痛上。一般腰肌劳损、腰椎间盘突出、强直性脊柱炎还有腰部肿瘤性病变，都可能引起夜间腰痛，大家一定要重视，及时去医院排查。

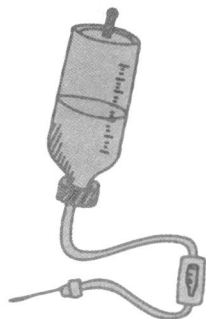

尿液颜色中的健康信息

尿可不只有黄色和透明色，还有红色、粉色，甚至黑色、蓝绿色、紫色等不同颜色，每种颜色背后都隐藏着一些身体的信息。

首先，正常颜色肯定是透明或者微黄的。

红色或者微粉色不一定是身体出问题了，也有可能是色素类食物吃太多，比如甜菜、红心火龙果、胡萝卜、覆盆子，这类食物本身色素很多，有可能导致尿液的颜色微微发粉、发红。还有一种可能，是吃了会使尿液变红的药类，如甲哌利福霉素、甲硝唑、柔红霉素。如果没有以上的情况，就要小心血尿。泌尿系统感染、结石、肾脏疾病以及肿瘤都有可能导致血尿，所以要尽快去医院检查。

黑色。一定要小心像老抽酱油一样黑色的尿，它常见于陈旧性血尿、严重的肾脏疾病、血管内溶血、黑色素瘤等，无论是哪种原因，请马上去医院。

紫色。常见于尿路感染的病人，通常是使用导尿管后出现了感染所致，所以这种情况也被称为紫色尿袋综合征。

蓝绿色。蓝绿色的尿确实很难想象，这种情况确实比较少见，常见于服用亚甲基蓝、氨苯蝶啶等药物的病人，他们的尿液会因为药物影响而变成蓝绿色。

此外，如果感染了霍乱、斑疹伤寒等疾病，也可能导致尿液变色。无论如何，上完厕所后回头看一眼，有助于我们提前知道一些可能存在的疾病。

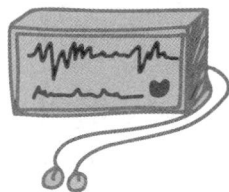

突然瘦得很快，可能提示三种疾病

如果您既没有增加运动，也没有减少饮食，却在一个月内体重下降了 6 斤以上，一定要警惕这三种疾病。

1. 癌症。特别是 50 岁以后，各种肿瘤的风险都开始逐渐升高。有很多肿瘤早期的症状并不明显，但肿瘤细胞的生长是需要很多能量和营养的，所以身体就会快速消瘦。此时我们要积极排查，可以先筛查一下肿瘤指标，当然，不是说体重突然下降，就是得了癌症，但我们必须要重视，要去医院排查。

2. 糖尿病。如果一个人的血糖高，身体分泌的胰岛素不够用了，导致摄入的糖分无法被消化利用，就会消耗脂肪来提供能量。

如果你总感觉饿、想吃东西，还总是口渴想喝水，再加上短时间内体重下降，就很可能是糖尿病早期的信号，一定要去医院测一下血糖。

3. 甲亢。甲状腺分泌的甲状腺激素能让身体代谢速度加快，所以当甲状腺激素分泌过多，就容易引起甲亢，让身体感觉各种不舒服，比如怕热、易怒烦躁。有些人还会发现脖子明显变粗，遇到以上情况，需要去医院查一下甲状腺功能。

还有一种可能，是随着年纪的增长，身体吸收营养的能力下降了，也会对体重有影响，此时就需要多吃有营养的东西，比如牛奶、鸡蛋、鱼虾肉一类含蛋白质多的食物，这样您的身体才有力量帮你抵抗各种疾病。

02

医生能帮患者考虑的事

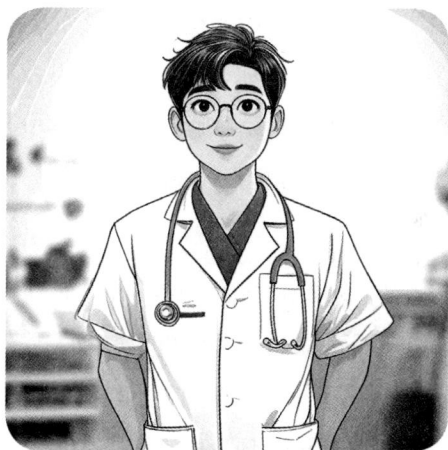

有些问题没必要来医院

其实有很多患者的问题没有必要来门诊问，白白浪费您的时间和金钱。举两个例子。

1."我身上总是疼，但做了很多检查都说没问题，特别焦虑，怕是有什么隐疾。"

有这类问题的大多年纪较长，一般我会马上看一下患者的年龄，如果是1970年到1980年出生的人，出现这种情况并不奇怪。

这个年龄段的女性目前大多处于绝经期，绝经期女性身体内的激素、钙含量都会快速下降，很容易导致身体的各种疼痛，特别是腰背部，情绪还容易不好。医生能给的建议也就是日常多运动、多补钙，保持心情愉悦，如果检查过，没有其他的问题，就不用再看了。

2."我颈椎不好，我该怎么办？"

不管是颈椎还是腰椎不好，大部分都是久坐久站、弯腰低头太久以及长时间坐姿不当引起的，只有很小一部分是弯腰搬东西、撞击等外伤导致的，而且绝大部分是不用手术的，以保守治疗为主。日常好好休息，在医生的指导下用一些消炎止痛药。等到不疼的时候，加强腰椎、颈椎肌肉的锻炼，这是重中之重——很多人得颈椎病的根本原因就是肌肉力量太弱，支撑不住脊柱，肌肉锻炼强大后，腰颈痛的概率会减小很多。

去医院看病要准备哪些东西？

1.正在吃的药的药盒。药名一般都很难叫，大家有时候记不住，用手机拍个照片，或者带上药盒子，医生就能避免开和这些药相冲突的药。

2.问诊的时候准备笔纸或者提前打开手机里的录音功能。有些病人需要注意的点比较多，记录下来以后就不会忘记。

3.带着上一次做的检查。纸质和电子的都可以，能让医生看到之前的病情，方便和现在的对比，要是间隔的时间不长，也省得再做一次，省心也省钱。

4.身份证或者医保卡一定要记得带上，自费可就划不来了。要去的医院是否开通电子医保卡，要提前问清楚。

医保备案能帮异地就医者省大钱

71 岁的蔡阿姨腰椎间盘巨大突出，一条腿痛了几个月，走路时人是歪的，腿也是瘸的。

手术前一天，蔡阿姨突然告诉医生，她腿不痛了，要回家。原来蔡阿姨来自江西农村，家里条件不宽裕，她又是外省农保，报销不多，借了一圈钱才凑到三四万元，而这个手术需要五六万元。

我们给她精打细算了一番：床位安排 40 元一天的三人间，手术材料全用国产的，用药选经济的等等。即使完全自费，4 万元左右也可能够用了。我们又帮助她做了异地就医的医保备案，让她的医保能在医院直接用，不必先垫付再拿回去报销。最终，手术顺利完成，阿姨一家人都很感激我们。

家庭有困难一定要跟医生沟通，医院会尽可能帮助您看病少花钱，也希望医保和各种保险覆盖面能更广些，让老百姓看病再不受缺钱的束缚。

异地医保如何备案

在外省看病怎么用医保？很多患者的医保是在老家交的，不知道去别的省份看病怎么用。方法其实很简单：异地就医备案。

首先，在手机上下载"国家医保服务平台"。点进去后，找到页面左边的"异地备案"，选择"去备案"。如果是自己使用，就选择左边"为自己备案"，如果是帮父母备案，则选择右边"为他人备案"。

第二步是填写参保地和就医地。就医地就是您要去的医院的信息，填好后有"备案告知书"出来，再往下滑，点最下面的小蓝点，显示已阅读，然后把看病的时间段填上去。

最后一步是签字。一般两到三天会有结果，所以咱们去看病前尽量申请好，老年人可以让子女帮忙。

为什么一直叫不到我的号

有患者跟徐医生吐槽：明明挂号信息写的是 10 点，为什么一直叫不到我的号？

这种情况在医院还真挺常见的。拿我自己来说，我现在平均每个上午有 60 个病人挂号，从早上七八点看到下午一两点。首先，医院的系统会根据挂号的先后顺序，比如一个病人看 5 分钟，然后给您一个大概的时间。但是很多时候，医生看一个病人会超时，遇到病情特别复杂的，看一二十分钟的都有。我觉得作为医生需要给病人讲清楚病情，不能随便看一眼，就打发病人走，所以如果耽误您时间了，您多担待一些，负责任的医生，给前面的病人耐心看病，也同样会给您耐心看的。

最节省时间的问诊方式

有时候去看病，是不是感觉问题没问完，就结束了？出了诊室，又发现有遗漏的问题？

作为医生，我推荐大家一种最省时间、也对医生最高效的问诊方法。

就医前，先准备一张白纸或者一份手机备忘录，记录以下4点：

1. 自己什么时候开始不舒服。

2. 不舒服的感觉是怎么样的。

3. 做了什么事情后开始不舒服。

4. 不舒服已经多久了。

这样，医生便能很快明白你的疾病进程，较快地找到诊疗的大致方向。另外白纸上还可以提醒自己，询问医生注意事项以及禁忌征，可以分为活动、饮食、生活习惯等几个方面，这样跑一趟就能解决大部分问题。

当医生越久，越能体会医患交流的重要性，所以每一次面诊，都希望尽量了解更多的细节，增进一下和大家的沟通。

磁共振和 **CT** 能不重拍就不重拍

磁共振和 CT 能不重拍就尽量不重拍。除非时间过了太久，那确实要重新拍。一般的期限是 3 个月，因为经过 3 个月时间，病情可能会发生比较大的变化。3 个月以内的，只要片子能让医生准确地判断你的病情，不管是别的医院还是本院，都不需要重新拍。

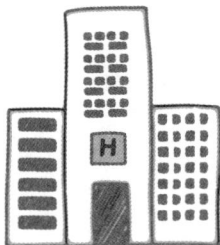

查体顺序不能乱，是对患者最基本的负责

我倾向于患者来看病时，第一步先查体。像肩膀疼、肩袖损伤这类疾病，能通过患者的疼痛部位、疼痛程度、疼痛时间和一些特殊的查体动作，初步判断患者的病情。自己心里有底了之后，有必要再给患者开检查，检查一般有X线和磁共振。

如果是因为外伤，比如被撞到、摔倒引起的，就优先做X线看看有没有骨折，同时也能排除骨质增生的可能性。

如果是慢慢疼起来的，不是因为外伤导致的疼痛，那就优先做磁共振，不浪费X线的钱。磁共振能帮助明确肩袖损伤的部位以及程度，医生再把之前查体的结论跟片子的结果对比，这样就不容易出现误诊，也能帮患者省点钱，后续再根据病情来判断治疗方法。

其实检查的思路非常简单，就是查体→做检查→检查结果和查体结果进行对比→确诊病情→治疗。顺序不能乱，这是对患者最基本的负责。

医生读片、查体一定要仔细

有一次情况非常惊险，患者以为自己得了颈椎病，结果是脊椎神经管里长了个肿瘤。

一般颈椎病有四种类型。

1. 神经根型颈椎病。容易上肢疼痛、麻木、感觉异常。

2. 椎动脉型颈椎病。容易在转头、体位急剧变化的时候头晕。

3. 交感型颈椎病。这个类型症状比较复杂，颈痛、麻木、头晕、恶心等都有可能。

4. 脊髓型颈椎病。比较容易出现脚踩棉花的感觉。

以上只是颈椎病粗略的判断，大家不要对号入座，万一判断错误，耽误病情问题可就大了。开头提到的这位患者就是有脚踩棉花的感觉，正好她颈椎也有点问题，当地医院检查时，就判断是脊髓型颈椎病，开了治疗颈椎病的药，但没效果。

于是她找到我，我反复看片子，结果在神经非常角落的地方发现了一个肿瘤，它才是导致脚踩棉花感的关键。还好发现得早，尽快手术摘除，问题也就不大了，万一这个肿瘤长大后压迫神经，是有可能导致瘫痪的。这种症状一样，但病因不一样的情况不少见，作为医生，我会提醒自己每次务必仔细读片、查体，以免误诊耽误患者病情。

学会挂便宜号、买便宜药

有两个看病的小技巧，能省不少钱。

1.学会挂便宜号，很多时候同一个医生的挂号费会显示不同。比如，周一普通门诊15块，周二专家门诊可能就要100块。挂号费不是医生定的，是医院定的。一般医院会提前一到两周放号，尽量去挂那个便宜的号，这得靠大家拼手速。

2.医院很多药都比药店便宜，因为国家规定，医院的药品不允许赚差价。而药店是要赚差价的，而且总会把一些药品吹得天花乱坠，不如医院的药有保障。

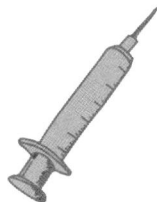

别担心体检单上"无关紧要"的病

做体检时，体检报告单上有一些是"无关紧要"的病，不需要过于焦虑。

1. 浅表性胃炎。很多人做完胃镜后，报告上都会有这个提示，这是很正常的。我们的胃工作了这么久，哪能不留下点痕迹，只要没有什么不舒服，平时对生活习惯稍加注意就可以了。

2. 肺部 CT 报告上写的"肺钙化灶"。这种情况一般是炎症或者结核治愈后形成的一种稳定形态，很多人都有，不用焦虑，跟肺癌不沾边。

3. 心脏彩超检查报告上写的"二尖瓣反流"。这个问题 90% 左右的人都有，轻度、中度都没关系，重度才需要去干预，不是什么严重的事情，放宽心就好。

大家不论去做什么检查，报告只是一方面，还要结合医生给的建议，不要自己看着报告上的病症去乱搜瞎想。

绝大多数腰突都不用手术

　　微创不是过度医疗的保护伞！腰椎间盘突出不需要动不动就给患者做手术。最近徐医生遇到好几例完全可以保守治疗的腰突，却在一些地方被做了手术，效果还不如多进行一些腰部肌肉的锻炼。腰椎操练起来，逐渐就会好转。又不是行动不便、手麻脚麻、压到神经，干吗要做手术呢？说什么微创、小伤口、当天就能下地走，再微创也是手术，手术这个事情大家还是要慎重，千万别踩坑。正常情况下，绝大多数的腰突都不用手术，保守治疗就行。不久站久坐，养成良好的习惯，是否手术一定要到好一些的医院看过后，再做决定。

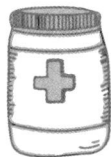

四种便宜的骨科好药

徐医生给大家推荐四种便宜的骨科好药。

1. 塞来昔布。专门用于缓解骨关节炎症、强直性脊柱炎、急性疼痛。

2. 双膦酸盐类药。临床上我们会给很多骨质疏松的患者用这个药。

3. 甲钴胺类药物。它能帮助营养神经，治疗腰突、颈突、椎管狭窄，都可能会用到这个药。

4. 氨基葡萄糖，也就是氨糖。主要用来缓解一些软骨磨损引发的疼痛，膝盖经常疼的朋友对这个药可能了解比较多。虽然这都是骨科常用药，但是大家也一定要询问过医生的意见之后再去吃。

有神经电生理监护，脊柱手术很安全

当我想象自己以患者的身份躺在手术床上的时候，做过上千台脊柱手术的徐医生竟然也感觉到一丝不安，这时候就能理解为什么那么多人会说怕做脊柱手术，担心伤到神经就瘫痪了。作为医生会知道，手术的时候有神经电生理监护，如果碰到了神经，它就会发出信号提醒你，所以在很多医生的认知里，几乎不可能出现神经损伤甚至瘫痪。但是患者又不知道有神经电生理监护，会担心是很正常的。作为医生，应该站在患者的角度多想想，给他们解释清楚，缓解他们的焦虑，这样才能让患者少点担心，多点健康。

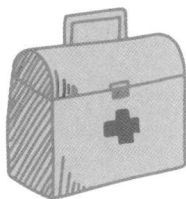

骨科常见问题的真相

解答几个常见的骨科问题，对您一定有帮助。

1. 颈椎不好就会引起头晕吗？

造成头晕的原因其实有很多，比如睡眠不够、过度劳累、高血压、低血压或者神经问题，颈椎问题引起头晕的情况是不多的，要是您检查出颈椎间盘突出或者长了骨质增生后，压迫到椎动脉血管，引起了头晕，这里有一个能够缓解的小方法：用双手轻轻按摩自己的后脖子，从脖子底部往上慢慢揉，揉两三分钟，接着抬头保持 10 秒再回正。脖子的肌肉放松下来，能帮助减轻血管受到的压迫，头晕也能缓解不少。

2. 已经在吃钙片了，但还是骨质疏松，怎么办？

通过钙片补一部分钙，饮食再补一部分钙，这样是比较合理的。日常可以多吃含钙量高的食物。

3. 腰突不严重，暂时不需要手术，是不是就不用管了？

即使感觉不疼、不需要手术，也要每天坚持康复锻炼，改掉以前的坏习惯，好好爱护自己的腰椎，千万别拖到要手术的地步。

氨糖和补钙没有任何关系

下面来说说补钙陷阱。有位姐姐拿了一瓶氨糖问我："您看看我这个补钙的好不好？"我一看包装，上面全是英文，因为是进口的，卖到大几十甚至上百。其实氨糖和补钙没有任何关系，它只对我们的软骨有一定的作用。

第二个坑是非常多的人会踩的，平时饮食不注意补钙，只想通过吃钙片来补，这是不合理的。补钙的食物有黑芝麻、虾皮、牛奶、各种豆子、鸡蛋、奶酪、花菜、紫菜、荠菜、洋葱等等，每天换花样来个一到两种，这样比较好。

还有一个误区：人老了才需要补钙。在这方面，男女是不同的，男性40~50岁再补钙问题都不大，女性则要早一点，25~30岁就可以有意识地补钙了，因为女性怀孕的时候，肚子里的宝宝会分走妈妈很多钙，到了四五十岁绝经期，身体的钙又会加速流失，这时候再去补钙，不一定补得上来，所以很多五六十岁的姐姐都有骨质疏松的迹象。

常见的两种颈椎病和各种治疗方式

1. 神经根型颈椎病。一开始可能是颈椎和肩膀处僵硬疼痛，慢慢会发展到一只手，甚至两只手产生放射性疼痛和麻木。一般是从颈椎到大臂，也有可能是从颈椎到小臂或者手，有的除了痛和麻，还可能会使不上力气，不同的人情况会有些不同。

2. 脊髓型颈椎病。这种颈椎病的症状会复杂一些，患者除了手可能有问题外，腿也可能会出现麻木无力的情况，同时容易走路不稳，像踩在棉花上，身上有束带感，感觉被勒住了，大小便也可能有问题。如果有上述症状，建议去医院拍个片子。

这两种颈椎病最根本的区别是，一个神经根被压迫了，所以叫神经根型颈椎病；一个脊髓被压迫了，所以叫脊髓型颈椎病。他们除了症状上的区别，治疗上也有很大的区别。神经根型颈椎病 80%~90% 是不需要手术的，保守治疗就行，而脊髓型颈椎病大部分都推荐手术，只有小部分可以尝试保守治疗。

保守治疗一共有四步。

1. 休息。有颈椎病症状时，一定要好好休息，不能再长时间低头或者用颈椎了。

2. 用药。痛的话要吃消炎止痛药或者贴点膏药。

3. 锻炼。在不痛的时候加强颈椎肌肉的锻炼，徐医生教的颈椎操练起来。

4. 理疗。可以去专业的机构做电理疗，或者去正规的中医馆针灸，有效果就继续做，没效果就停。

如果您的颈椎病保守治疗迟迟没有效果，对于神经根型颈椎病，没有损伤到神经时可以尝试做一种介于保守治疗和手术之间的治疗：通过超声的引导，在被压迫的神经根处打一点消炎针，也能有一定的效果。如果必须手术，手术的方式则需要根据个人的状况来决定。

目前最常用的手术方式是颈椎前路减压融合固定术，简称为ACDF。它属于微创手术，对患者的伤害非常小。

如果颈椎突出有好几节，还附带椎间盘钙化、后纵韧带钙化的情况，可能需要另外一种"颈后路单开门椎管扩大减压"的手术。

还有很多针对不同类型颈椎病的手术方式，但徐医生希望大家能不做手术就不做手术，日常保守治疗如果能有效果是最好的。

感冒是否吃药得看情况

像感冒这样的小毛病是吃药还是让它自己好？

其实大部分的感冒都是自己好的。感冒药基本是缓解感冒带来的流鼻涕、嗓子疼等症状，并不能直接消灭感冒病毒，只是能让您舒服一点。不管吃不吃药，通常 7 天也就好了，所以说感冒不吃药也没关系。

但是有 3 种情况要注意。

感冒迟迟不见好，反而还越来越重，一定要尽早去医院，因为感冒通常都是上呼吸道感染，长时间不好可能会诱发肺炎。

近期已经生过病的要注意，身体反复生病会让免疫力下降，就没那么容易杀死感冒病毒，长期免疫力低，身体的变数就多了。

本身有肺部疾病、心脏疾病、肾脏疾病、三高的人，一定要格外关注感冒的严重程度。症状很轻可以先吃点药，等个一两天，明显很严重的一定要去医院。

这几类药物和食物最好不同时吃

有些药物和食物会相互作用，产生不良影响。

1. 药物＋脂肪。有些药是难溶性的，比如免疫制剂环孢素、他克莫司、西罗莫司等。它们和高油脂的食物混在一起，容易增大药物浓度，使人体吸收过量，产生一些不良反应。

2. 华法林＋维生素K。华法林减缓凝血，维生素K促进凝血，一些脑梗、心梗的患者会用到华法林，要注意不要同时大量摄入含维生素K高的食物，如大豆油、绿叶蔬菜、胡萝卜、南瓜、鱼肉、蛋黄、黄油、奶及奶制品等。

3. 药物＋葡萄柚。高血压患者平时可能会吃硝苯地平、尼莫地平等降压药，如果和葡萄柚一起吃，有可能会严重降低血压。

4. 药物＋酒。特别是家里的男性要注意，头孢加酒非常危险，很多消炎药和抗生素都含有头孢，如果分不清，那就记住吃药后一个星期都不要喝酒，不要拿生命开玩笑。

两个方法区分梨状肌综合征和腰椎间盘突出

除了腰椎病，还有一个病也会引起屁股疼，甚至连带着我们整条腿的疼痛和麻木，那就是梨状肌综合征。

梨状肌就在臀大肌的里面，而坐骨神经就从它的下方穿过去，要是它不小心压到坐骨神经，出现的症状和腰椎间盘突出差不多，所以很多人容易弄混。

有两个自测方法可以区分梨状肌综合征和腰椎间盘突出。

1. 平躺，直腿抬高。梨状肌综合征会在伸直腿向上抬的时候症状加重，屁股疼得厉害，还会往腿下面窜着疼，但抬腿超过 60 度后，腿疼反而会减轻。腰椎间盘突出则不一样，抬腿越高，疼痛越严重。

2. 平躺，屈膝，小腿向大腿靠拢并内旋，如果是腰椎问题，做这个动作时疼痛一般不会加剧。而梨状肌是让髋关节外旋外展的，做内收动作时，它就会被拉长紧张，坐骨神经就会被压得更厉害，症状也会更明显了。

好在梨状肌综合征极少需要动手术，咱们改改坐姿、不跷二郎腿、减少弯腰驼背的时间、改掉久坐不动的坏习惯就能缓解不少。疼的时候也可以顺着梨状肌的方向进行按摩，从它的起点一直按摩到终点，把紧张的肌肉一点点地舒展开，也能减轻疼痛。

别在网上乱搜病

　　一位 1981 年出生的姐姐，说她心慌、胸闷，在网上查，说是猝死的前兆，于是她紧张得要命，每天担心，到处做各种检查，结果啥问题都没有，就是没休息好。网上搜的信息毕竟还是片面的，同一个症状，可能源于不同的年龄、性别、生活习惯、心态等。不舒服了肯定还是要去医院检查的，如果医生检查过没问题，就别多想了。

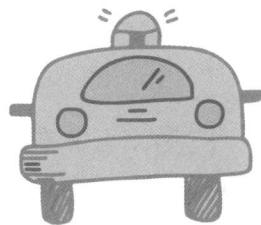

03

健康密码就藏在日常习惯中

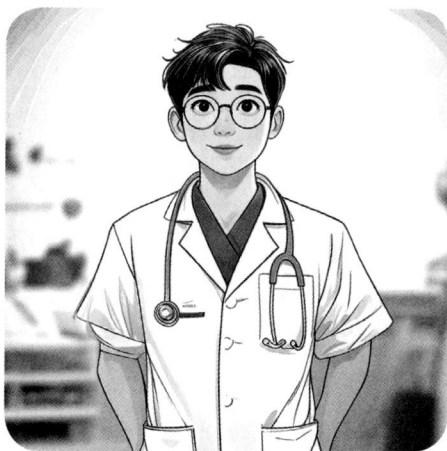

四个手势练大脑

如果有人觉得自己记忆力越来越差，不要害怕，日常可以多做一些手部的精细运动。手指连着很多神经，刻意控制手指做一些动作的时候，能锻炼到我们的大脑，让它变得更灵敏。下面是几个帮助改善记忆力、锻炼大脑的小练习，一定程度上也可预防阿尔茨海默病。

1. 枪打四。一个手比八，一个手比四，熟练后闭眼做，感受自己的手指。

2. 用大拇指去找其他的手指，一定是从左到右，从右到左，位置要找准，也是熟练后闭眼做。

3. 一手成拳，一手成掌，闭眼做。

4. 四指并拢，然后控制中指和无名指分开，再合起来，然后分开食指和小指，这样循环往复，能做到中间不卡顿是最好的。

吹错风扇，当心面瘫

风扇对脚吹和对头吹，哪一种更伤身体呢？

对脚吹，不好！脚上的血管非常多，保暖性差，要是风扇一直朝着脚吹，容易诱发抽筋，肌肉总会感觉很僵硬，而且会增加患骨关节病和风湿关节病的概率。

对头吹，不好！我们的脑袋一旦受凉，很容易感冒、头晕、头痛、恶心，而且有引起面瘫的风险。

摇头吹，可以。让风来回扫过我们的身体，不要一直吹一个地方，而且风要小一点，弱弱的，像是自然界的清风拂来。这样人才不容易感冒、抽筋，风湿病的风险也会降低。

在家缓解头痛的方式

在西医体系中，头痛的原因有很多，比如血压、大脑、神经等有问题，如果您头痛得比较频繁或者时间比较久，尽量还是去医院查明原因，对症处理。

如果平时头疼比较轻微，可以做这项锻炼：

1. 从我们的眉心到发际线用指腹轻轻往上滑。

2. 再沿着我们的额头朝两边推。

3. 揉两边的太阳穴。

4. 用指腹沿着脖子后面上方，靠近发际线横着擦。

每一步可以维持一到两分钟，能舒服不少！

YTW 训练消除富贵包

富贵包就像是人的后脖子下边肿了一样，有人硬一点，有人软一点，一般都是因为低头太久，背部肌肉太疲劳，长期脂肪堆积导致的。想消除富贵包不容易，多锻炼肩背部的肌肉很重要。

教大家一个"YTW 训练法"。

1. 双臂向两侧斜上方伸展，先比一个"Y"字形。

2. 平举双臂，比一个"T"字形。

3. 屈肘，比一个"W"字形。

我们就能感觉整个肩膀和背的肌肉一下子松快了很多，每天最好练 10 分钟左右。

看似养护关节，实际伤害关节的三种行为

1. 用背撞树或撞墙。

很多人觉得这样能消除富贵包，但这样做稍有不慎很容易把脊柱撞坏了。人上了年纪后骨头本来就容易缺钙，真想消富贵包，可以做前文提到过的"YTW 训练"，能很好地锻炼到后背，从而帮助消除富贵包。

2. 肩膀疼不舒服，就用力向上甩手。

我常能在自己家楼下看到不少人边走边用力向上甩手。很多人是因为肩周炎导致手抬不高，想用这种方式缓解症状。运气好说不定可以靠这个动作把粘连的肩关节打开，但大部分人这样做反而会导致肩袖撕裂，甚至肩关节脱位。想锻炼肩膀，我推荐一个动作：哪边肩膀不舒服就用哪边的手搭在墙上，先是放低，然后慢慢地、一点点地把手拿高。如果感觉有点吃力了，可以用另外一边的手托一下，每天进步一点点就可以了。

3. 正骨治疗脊椎的椎间盘突出。

徐医生本人非常尊重中医，但是有很多手法不专业的正骨机构，不管病人的具体情况，有的人可能病情会更严重。正骨确实能很好地纠正一些小关节紊乱、关节错位，但是椎间盘突出不一样，掰的时候一不小心就会导致突出的椎间盘压迫到神经。在没有专业的医生判断您是否可以正骨之前，千万不要随意为之。

四个动作自测肩袖状态

1. 手伸直，然后大拇指朝下，向上抬。如果很痛，或者抬不起来，那情况可不太好，两只手都要做。

2. 两只手分别摸后脑勺，比较轻松能摸到，那就提示正常。

3. 一只手搭在另一边的肩膀上，然后要手肘能轻松贴近身体，也是两边都试试。

4. 手放到身后，如果能摸到后背，那说明肩袖还行，如果摸得不高，并且有一些不适，可能就有问题了。

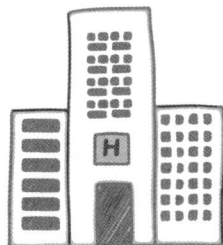

改善高低肩的两个动作

改善高低肩，日常可以做两个动作。

1. 背靠墙，屁股也要贴住墙，手慢慢举到头顶，再慢慢放下，每天反复做 50 次，做完有浑身冒汗的感觉就对了。

2. 手背到身后，上身要挺得直直的，手往后上方抬，保持一小会儿。这个动作每天做 20 下就可以了。

这两个动作相辅相成，一个是锻炼肩背部肌肉，一个是拉伸肩关节，肩部有问题的人一定要坚持练。

每天 3 分钟的肩关节保健操

很多家政人员、工厂工人的肩膀都有问题。因为工作需要，他们的手臂需要一直动，年头一久，肩膀就容易出问题。下面教大家一套保养肩关节的动作，帮助大家锻炼肩关节。

1. 单手手心朝外，放在背后，手背贴着背尽量向上，如果上不去，可以用另一只手托一下，双手轮流锻炼。不要急，慢慢来。

2. 爬墙。找一面墙，两手放在墙上，先放到和身体一样的高度，然后手一点一点往上爬，争取逐渐把手越放越高，直到手能完全伸直。

这两个动作，一个锻炼手臂的左右伸展，一个锻炼手臂的上下伸展，每天各做 3 分钟就可以了。

一条毛巾缓解肩颈不适

天天低头看手机，很多人颈椎曲度都变直了，进而诱发一些肩颈部不适的症状。

改善的方法也很简单：准备一条毛巾，双手拉着毛巾两端横放于颈后，头往后仰，可以分上、中、下三个部位，每个部位每次做 1 分钟左右，拉的力量不要太大，感觉有点压力就行。平时也可以多打打羽毛球，每低头 30 分钟就抬抬头，起来走一走。

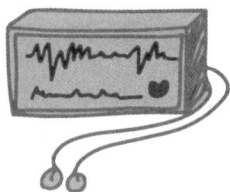

锻炼肩膀要趁早

骨科很多疾病本质上都是肌肉强度不够导致的。因为肌肉太弱，导致关节压力过大，过度磨损，就容易诱发很多疾病。下面是肩膀的两个锻炼方法，肩周炎、肩袖损伤都可以在不疼的时候练起来。

1. 钟摆运动。手扶着床边或椅子边缘，身子微微向前倾，另一只手的手臂自然下垂，自然地前后摆动，再左右摆动。慢慢来，摆动的幅度不要一下子太大，这个动作能帮助打开肩关节的活动度。

2. 手臂屈肘，大臂贴着身体两侧，小臂做内外旋转的动作。做的过程中我们的肩背要有发力的感觉，这个动作能很好地锻炼肩背的肌肉力量。做的次数按个人感受来，只要遵循做完不会有疼痛感，身体微微发热的原则即可。

如何缓解“晨僵”现象

很多人睡醒后会感觉手脚僵硬，手指弯曲或拿东西时都很不舒服，使不上劲儿。这大多是晨僵，可能是睡觉姿势一直没变，导致肌肉紧张僵硬了。另外，中老年人的血管弹性下降，本身血液循环就不比年轻人，肌肉更容易紧张僵硬。

这里教您两招放松肌肉、缓解僵硬的方法。

首先，当手指僵硬的情况出现时，可以用左手握住右手手腕，轻轻地旋转手掌，先顺时针旋转 10 圈，再逆时针旋转 10 圈，然后再单独轻轻捏住每根手指，同样去顺时针、逆时针地旋转。这个动作可以很好地活动手指关节，帮助缓解手指僵硬。

如果是膝盖、腿脚僵硬，先别急着起床，平躺着，慢慢弯曲右腿膝盖，脚掌不要离开床面，尽量弯曲到最大，再缓缓放平，左右各做 10 次，帮助促进血液循环，缓解肌肉紧张。但要是您的晨僵时间过长，还伴有关节肿胀甚至畸形，就要及时去医院排查是不是类风湿关节炎、骨关节炎等问题引发的。

一干活就手麻，小心腕管综合征

有位姐姐说她一上班干活就手麻，在家里煮饭、干家务也手麻，家里人一开始还觉得她是不想干活才故意这么说。其实手麻的原因蛮多的，颈椎病、糖尿病、腕管综合征都有可能。

这位姐姐的病情描述，比较贴近腕管综合征的情况，于是我就先给这位姐姐做了个测试。

屈腕试验，让手腕过度背伸，坚持一分钟，如果有手指麻木、疼痛、烧灼感，就说明屈腕试验阳性。然后做了一个肌电图，不出所料是腕管综合征。

容易得这个病的人一般是经常需要用鼠标键盘、做手工活，或者从事需要反复活动手腕的工作。

想要改善，日常要多休息、少用手腕，严重的话可能需要做个小手术。

肩袖损伤不能拖着不管

上了年纪后，肩膀里面的肌腱受到磨损，进而诱发肩袖损伤，容易出现肩膀疼、抬不起来的症状，甚至睡觉都睡不好。

肩袖损伤一般分为三期。

1 期属于比较早期，肩关节只是活动到某个范围的时候会出现疼痛，其他角度倒还好。这时候如果发现得早，吃点合适的药，日常不疼的时候做肩关节锻炼，就可以控制。

到了 2 期，疼痛一般就是持续性的，而且往往睡觉的时候还会加重，导致根本睡不好。这时候一定要重视起来，除了吃药之外，可能还需要支架固定，直接注射一些药物到肩关节里。以上这两期通过保守治疗，很多人都收到了不错的效果，不一定要手术。

最严重的是 3 期，这类大多是肩痛却长时间不管，拖出来的。此时肌腱已经撕裂甚至完全撕裂，疼痛非常剧烈，这时候就不得不手术了。

所以说，不管什么病，要早发现早治疗，花小钱，拖到后面要手术，就得不偿失了。

这样放松颈椎，给你一夜好觉

好多人因为颈椎不好，睡觉也睡不好，枕头怎么放都感觉不舒服。

如果您经常这样，要学会放松颈椎。颈椎问题要从生活中的小习惯里慢慢去改变。

1. 睡前一定要多放松颈部肌肉，让它别太紧张。我们可以按着肩膀两个窝的地方，慢慢地扩大范围揉。日常的颈椎操要练起来，让颈部肌肉更强大，这不是一天两天能练起来的，需要至少2周的坚持。

2. 枕头不能太软也不能太硬。喜欢平躺着睡，枕头就一个拳头高；喜欢侧睡就两拳高。材质上，乳胶、荞麦壳、棉花都可以，主要注意高度和硬度。

养好颈椎必不可少的三个习惯

颈椎病三分治疗七分养，很多朋友得了颈椎病后，总是想着吃药或者手术，但是想要长久的健康，日常对颈椎的养护非常重要。因为不管是手术还是吃药康复后，如果生活习惯不好，很容易就复发了。日常我们可以做到以下三点帮助养护颈椎。

1. 第一点最简单也最难，就是多抬头看天上。不管是工作还是玩手机，时不时就抬一下头保持 3 秒钟，比如刷视频，看完一个就抬一下头。

2. 多揉捏或者热敷，很多朋友颈椎这一块的肌肉都很僵硬，揉捏和热敷都能帮助促进血液循环和肌肉放松。

3. 多做一些颈椎肌肉的锻炼，如头颈相争、拉手望天这类简单的动作。

10秒缓解颈椎病头晕

造成头晕的原因数不胜数，有没睡好、耳石症、神经问题、前庭功能问题、颈椎病等等。

颈椎病引起的头晕特点比较明显，通常是在我们转头、低头等颈部运动的时候开始头晕，因为颈椎间盘突出或者骨质增生可能会压迫到我们的椎动脉血管，引起大脑缺血，大脑缺血了自然就容易头晕。

教大家一个缓解这种头晕的小方法。

假如我们现在开始晕了，赶紧坐稳当了，闭上眼睛，然后慢慢地抬头保持10秒左右再回正，这样能减小椎动脉的扭曲程度，在一定程度上缓解颈椎病引起的头晕。另外，重要的事情说三遍，日常一定要少低头、少低头、少低头。

两个动作让七节颈椎都轻松

颈椎分七节，每一节可能产生的颈椎问题都不同。

第一节颈椎，也叫寰椎。长时间低头，始终让脖子和头处于前伸的姿势，很容易让寰椎关节周围的肌肉和韧带疲劳，引起寰枢关节半脱位，脖子就歪了，尤其是还在发育的青少年，他们的肌肉力量都还薄弱，颈椎的稳定性也不强，更容易因为不好的姿势或者不慎摔倒、碰撞导致寰枢关节半脱位。

第二节颈椎上面有一块突起，因为长得像牙齿，所以被叫作齿状突。而咱们能向左、向右转头，很大程度上也是因为齿状突和第一颈椎之间的配合无间，要是这里出问题，可能会影响头部的正常活动，严重的话还可能压迫神经，诱发上肢麻木无力等情况。

接下来是第三到第六节颈椎，它们长得有点像小方块。门诊很多患者都是这里出问题，像颈椎曲度变直、颈椎间盘突出、颈椎小关节紊乱等，还是很危险的。

最后，我们低头能摸到突起最高的是第七颈椎。医生在检查颈椎时，会通过摸这节颈椎来确定其他颈椎、胸椎的位置，所以这个位置很关键，不仅要和上面六节颈椎一起承担脑袋的重量，还要连接好下面的胸椎，让整个脊柱正常活动。

有两个动作可以锻炼颈椎。

第一个动作，用双手按住颈椎两边，按住的同时头向后仰。

第二个动作，双手手指交叉，掌心向上，举到头顶，然后抬头向上看手背，保持 5 秒钟，感觉肩颈有被拉伸开的感觉，再慢慢从两边放下手臂。

这两个动作每天做 20~30 次，请务必坚持。

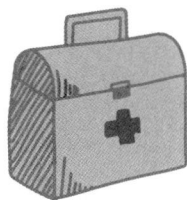

腰不好，咋锻炼

腰不好，既需要休息，又需要锻炼腰部肌肉，可到底什么时候该休息、什么时候该锻炼呢？

首先，要分清楚自己能不能练，再考虑锻炼的时间。

腰肌劳损、腰椎间盘膨出都是可以锻炼的，但是疼痛期不要练。推荐的运动有腰椎操、游泳、臀桥。跑步是不推荐的，伤膝盖而且对腰部有剪切力。锻炼频率为每天早晚各一次，时间15~30分钟，其余的时间休息就好。

再讲腰椎间盘突出，只要锻炼后没有不舒服的感觉，就可以练，时间也是早晚各30分钟，其他时间休息。如果感到疼痛或者其他不适，就不能轻易锻炼，通过医院的保守治疗恢复后再练。

到了脱垂或者游离期，不仅不适合锻炼，还容易练出问题，一定要尽早接受医院的治疗，不要拖。

后背疼的常见原因和锻炼的方法

1. 颈后部。这里不舒服的原因大多是颈椎曲度变直、颈部肌肉劳损、颈椎病等。日常多做做颈椎操，能很好地锻炼颈部肌肉，改善不适状态。

如果不愿意做颈椎操，早晚做 30 下毛巾操也不错：把毛巾放在后颈，两手握住毛巾的两头，仰头，用力拉伸毛巾，保持一会儿再低头，重复做就可以了。

2. 左右肩膀上方，有可能是肩周炎、肩部肌肉劳损、肩袖损伤。如果查出来是肩周炎或者肩部肌肉劳损，我们可以做双手爬墙的动作来改善，手慢慢一点点往上；如果是肩袖损伤，最好不要随意运动。

3. 左右肩胛骨疼，可能是肌腱筋膜炎症或者骨质增生。可以帮助缓解的动作：手臂内侧贴紧身体，举起小臂，手心朝上，向外旋转，一次做 20 个左右。

4. 胸椎。胸椎共有 12 节，这个部位的疼痛大多是胸椎棘上韧带炎、棘间韧带炎、胸椎间盘突出，睡姿、坐姿不好比较容易引起这些问题。缓解方法是：双脚并拢站直，一只手叉腰，另外一只手伸展并带动身体向后旋转。这个动作能特别好地拉伸到胸椎，左右各做 10 次。

5. 左腰和右腰。这两个部位疼，腰肌劳损的情况居多，再就可能是筋膜炎、骨质疏松等。可以多做做徐医生的腰椎操，平时腰不舒服，也可以双手叉腰左右前后旋转地旋转活动，速度慢一些，幅度小一些。

6. 腰椎。腰椎一共有5节，这个部位疼，最常见的原因就是腰椎间盘突出。缓解动作跟第5点一样，除此之外，日常多热敷、多按揉，对缓解肌肉的紧张也有一定帮助。

最后也要提醒大家，这是我针对骨科方面说的大概率情况，除此之外还有很多其他情况，也会导致我们各个部位不舒服。比如：肝胆有问题有可能导致肩胛骨疼；肺部有问题可能会导致胸椎不舒服。身体有不舒服的地方一定要多留意，如果长时间没有好转就要去医院。

日常三件事，让腰更健康

如何让你的腰更健康，作为有 20 多年医龄的骨科医生，我对这个问题还是有发言权的。大概总结了三点，大家记好了。

1. 最重要的一点：不要久坐。坐 40 分钟就要站起来活动一下腰，好多人的腰病都是久坐造成的。

2. 少穿增高类的鞋。高跟鞋、内增高的鞋子都不要，因为脚跟垫高后，会使腰部受力增加，容易造成腰肌劳损、腰突。

3. 多做一些腰椎操，把腰部肌肉力量提上去，这样腰椎自然就不容易受损。

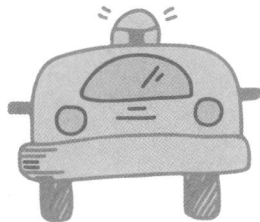

早起三个好习惯，润肠护腰又养胃

1. 早起先喝一杯温开水，除了帮助身体补充水分外，还能降低血液黏稠度、促进血液循环，我们躺了一晚上，一杯温水能让我们早上就有个好状态。另外，晨起喝水还可以湿润肠道，软化大便，预防便秘。

2. 洗脸刷牙的时候不要一直弯着腰。挤好牙膏后，可以站直了刷牙。洗脸也是，抹好了洗面奶，站着洗，要冲水的时候再把腰弯下去，这样能一定程度上避免腰椎损伤。

3. 早餐尽量在 7~8 点吃，很多人早餐都吃得太晚，有些人甚至不吃，空腹时间久了，可是很伤胃的。

腰不好的人不要做的三个运动

腰不好的人最好不要做这三个运动，要是不注意，腰可能都会废掉。

1. 过度弯腰的腰椎操。很多人想着腰不好，去做做腰椎操锻炼一下，但是一些腰椎操设计得非常不合理，你的腰椎本身就不好，如果还做这种大幅度弯腰的动作，只会伤上加伤。

2. 跑步。在跑步过程中，腰后侧的肌肉、筋膜会受到反复牵拉，椎间盘也会一直被挤压，时间长了就容易让腰病加重。

3. 爬楼梯。容易对我们的腰椎造成伤害，对膝盖的危害也很大。

腰不好想要锻炼，可以选择一些强度低、幅度小的腰椎操，然后适当地走走路，只要不疼的话做做臀桥，这些都是很好的。

选好椅子腰不疼

如果有两把椅子，一把带轮子，一把不带，我肯定会选不带轮子的那把。

因为带轮子的椅子，大家平常会用腰部发力移动位置。就算不移动位置，因为有轮子，腰部也会下意识地发力去控制椅子不要滑走。腰部肌肉长时间紧张，就容易腰肌劳损，腰酸背痛。所以平时尽量坐不带轮子的椅子。

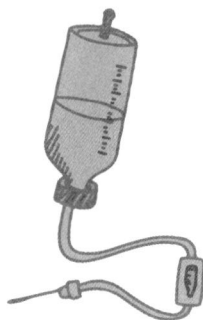

戴护腰带要适度

很多人腰痛的核心问题，就是腰部肌肉力量太弱。我教大家一个既能锻炼腰部肌肉，又能缓解腰部肌肉疲劳的动作：

双脚前后弓箭步站稳，手抬起来，右脚在前就向右转，左脚在前就向左转，慢一点，感受腰部拉伸的过程，效果更好。左右都要做，次数没有限制，只要大家做完后感觉变轻松，就可以了。

如果腰痛期间做不了训练怎么办？

腰痛期需要保守治疗，一定要好好休息。腰痛的时候我们可以戴个护腰带，帮助减少腰部的受力，增加腰椎的稳定性，让我们的腰部更好地休息。

除了腰痛可以戴护腰带之外，我们久站、久坐、弯腰干活的时候也可以戴上。

同时，也不要一直戴着护腰带，长时间腰部不受力，肌肉是会萎缩的。一般戴2个小时左右就差不多了。腰不痛的时候以锻炼为主，痛的时候干活要戴护腰带。

腰椎间盘突出什么时候需要做手术

腰椎间盘突出要不要做手术？会不会复发？做完后到底怎么样？

首先，腰椎手术能不做就尽量不做，80%~90% 的腰突也是不需要手术的，这类一般去医院检查大多是腰椎间盘膨出，或者轻度的突出，偶尔会腰痛，都建议保守治疗。剩下 10%~20% 要做手术的，大致有两种情况。一种是强烈推荐手术的，另一种要看患者自己的情况。

如果患者出现了马尾综合征，也就是大小便失禁，肛门周围麻木；足下垂，脚腕不能背伸，脚趾也不能向上，还有严重的下肢麻木、无力、刺痛等情况，这些都属于强烈推荐手术的，因为这些情况说明腰椎间盘突出已经严重压迫到神经，一定要尽快手术解除神经压迫，时间拖得太久，容易给神经造成不可逆的损伤。

第二种，看患者自身症状。片子看上去蛮严重的，但是患者自己感觉还好，日常生活也没啥问题，患者自己不想做手术，可以不做。

还有一种情况，不管片子显示轻还是重，患者自己疼得受不了，生活严重受影响，走路、睡觉、干活都成问题，这就需要跟患者讲明利害，一起商量要不要手术。

腰椎手术后能达到什么样的效果，会不会复发呢？

做完手术最明显的感受就是腰的疼痛感下降很多，腿脚活动也会更灵活。至于会不会复发，这跟手术方式有很大关系。目前三甲医院主流的腰椎手术有两种微创方式，一种叫腰椎孔镜手术，一种叫腰椎融合手术。

腰椎孔镜手术会比腰椎融合手术复发的概率高很多，因为孔镜手术只是把突出的地方拿掉，拿掉之后会留下一个口子，要是日常生活不注意，就有可能再次突出。腰椎融合手术则会在腰突的部位开个 10 厘米左右的切口，然后把肌肉剥开，敲掉骨头，把突出的椎间盘整个拿掉，再放入一个人工的椎间盘，这样就大大降低了复发的可能性。但因为这个手术需要剥开肌肉，康复后有可能会出现肌肉损伤的腰痛，于是我的老师范顺武教授团队针对这个情况改良了手术，把从正面切入改为从脊柱两边侧面肌肉缝隙中切入，伤口大约 3 厘米，这样不仅减少出血，对肌肉损伤也大大下降，后续就不容易腰痛了。

那为什么不给病人都做融合手术，反而要做复发率比较高的孔镜手术呢？

这就像您刚买了几个月的手机屏幕碎了，肯定是换个屏幕比较划算，而不用直接换个新手机。如果您还很年轻，椎间盘质量还不错，只是突出了一块，没必要整个椎间盘都拿掉，毕竟人工的椎间盘再好也不如原装的。要是患者的椎间盘坏得比较严重，就推荐做融合手术，直接把椎间盘换掉。

　　患者手术后经常弯腰搬东西、久坐久站、坐姿和睡姿不良，都会增加复发的可能性。很多患者在康复后需要锻炼腰部肌肉，因为手术后长时间的腰部休息容易导致腰部肌肉力量下降，而腰突跟腰部肌肉力量的好坏又有很大关系，术后不锻炼，就有可能会再次腰突。当然，复不复发跟医生的水平也有关系。徐医生见过不少患者在当地医院做完后情况没有好转，甚至变得更差的。

腰颈椎手术是否会导致瘫痪？

大家尽管把心放在肚子里，医院配备的"神经电生理监护"会提醒主刀医生，接下来的操作是否会损伤神经，如果有危险就会发出警报，同时术中还会专门配备一位医生盯着，所以腰椎手术致瘫的情况是极少的，真发生这种情况，说明主刀医生的水平有很大问题。

最后总结一下，是否手术要根据患者的症状来判断，手术复不复发跟手术方式、医生的水平和患者自己的管理都有关系，腰椎手术几乎不会导致瘫痪。

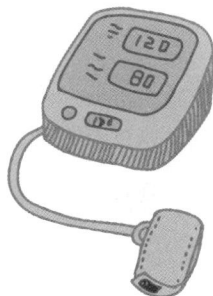

三个保持椎间盘弹性的方法

腰好不好，要看腰椎间盘的颜色。徐医生最怕在腰椎的片子上看到黑色的椎间盘，最想看到白色的椎间盘。因为黑色代表这个椎间盘里面没什么水分，已经老化了，白色代表水分多、弹性好。

可以说 90% 左右的腰突跟椎间盘没水分后弹性下降有关系。当不正确的姿势导致椎间盘往外突了一点，弹性好的话，它就像弹簧一样，会恢复原样，但要是它老化了，突出的部分就弹不回去了，也就形成了折磨人的腰椎间盘突出。这里教您 3 个保持椎间盘弹性的方法。

1. 不要突然转腰、弯腰。当我们的身体放松时，突然转腰对椎间盘的伤害是比较大的，慢慢转或者正常速度转，让身体的肌肉有个反应，这样就能对腰椎起到保护作用。

2. 学会合理地减少腰椎间盘的受力。我们的椎间盘像个弹簧，如果它受力很大，一直压得很紧，时间久了，它就只能回弹到原来的八九成，慢慢地，能回弹的越来越少，直到最后失去弹性，在片子上看到的就是黑色的椎间盘了。

所以说平时可以多让椎间盘放松一下，比如可以做这个动作：身体伸展开像个"大"字，把脊柱间隙打开一点，让椎间盘回弹一下，时不时就可以做这个动作。吊单杠也不错。别让椎间盘一直被压得那么紧，日常也要少背重的东西，体重不要太重，平时多锻炼我们的腰背部肌肉。

3. 给您的椎间盘"补补水"。椎间盘含水量能达到 80% 左右，如果水分流失，弹性也会下降。有研究表示，保持血液的碱性可以增加钙的沉积，减少钙的流失，相反，身体长期处于酸性状态，会增加钙的流失，钙流失后就容易干燥。像烟、酒、垃圾食品都是酸性的来源，很多腰突的大哥都会抽烟喝酒，而新鲜的水果蔬菜有助于保持身体碱性，所以日常要尽量多吃。

培养这两方面的习惯，让腰年轻 20 岁

很多六七十岁的人因为坚持了这两方面的习惯，骨密度非常高，跟四五十岁的人一样。

吃的方面。每天都要喝 500 毫升牛奶，吃 2 个鸡蛋，如果肠胃不好就泡奶粉喝。一周吃 2 次虾，最好是海虾。一周吃 3 次豆制品，豆浆、豆腐、豆皮都可以。蔬菜顿顿都要有，而且要换着花样来，因为不同的蔬菜里有不同的微量元素，能很好地增强抵抗力。一周吃 7 次肉，可以分 4 次红肉、3 次白肉。

运动方面。别老在屋里待着，只要外面出太阳，就要出去晒一晒、走一走。晒太阳能帮助补充维生素 D，促进钙吸收。

这两个好习惯大家现在就可以养成，等到老了腰椎照样健健康康。

脊椎最讨厌的三个动作

好多人 20 多岁就有颈椎、腰椎疾病，来说说脊椎最讨厌您做的三个动作。

1. 腰椎不喜欢您松松垮垮的坐姿，这样对腰椎的伤害非常大。腰椎喜欢反向伸展，也就是让我们的身体形成一个反弓的姿势。

2. 颈椎最不喜欢您半躺着玩手机。脖子和头靠在沙发上或者床头，长时间很容易引起颈椎病或者颈椎曲度变直。我们可以多做几次抬手望天的动作（目视前方，双手虚握拳，举过头顶伸直，抬头望天的同时屈臂，两拳在锁骨处，似举杠铃），这个动作能很好地拉伸到颈部的肌肉。

3. 脊柱讨厌跷二郎腿。长期跷二郎腿容易引起脊柱侧弯、高低肩、骨盆旋转、O 型腿，危害非常大，而且纠正起来比较困难。

10 条保护膝盖的忠告

1. 少蹲跪。蹲着或者跪着的时候，膝盖弯得很厉害，而弯得越久，膝盖里面的软骨就越容易受损。站起来的时候，膝盖也会突然受到很大的压力，次数多了，膝盖就不耐用了。

2. 少久坐。大家都知道久坐对腰椎不好，其实久坐的时候膝盖也会长时间处于弯曲的状态，血液循环变差，关节润滑液变少，就会增加关节间的摩擦。

3. 少爬楼。爬楼梯每踩一下，有一瞬间是只有一条腿受力的，膝盖的压力就翻了一倍，所以爬楼梯锻炼并不适合所有人。

4. 勤运动。我们要合理锻炼膝盖周围的肌肉，这样能很好地延长膝盖的寿命。可以坐直，然后把腿伸直绷紧向上抬，保持 5 秒再放下，每天起床或者睡前，左右腿各做 30 次。

5. 善借力。我们站起、坐下、上楼梯等动作都要用到膝盖，这时候可以用手去撑一下来借个力。

6. 巧用力。如果你有一边膝盖不是很舒服，上下楼梯的时候，先迈好的那条腿，这样不舒服的那条腿就可以少受点力。

7. 控体重。体重如果太大，一定会增加膝关节之间的压力，从而减少膝盖的寿命，所以如果胖了要适当减减肥。

8. 穿好鞋。尽量穿运动鞋，少穿高跟鞋和鞋底很平的鞋，高跟鞋会改变膝盖的受力点，鞋底太平的话就没法给膝盖缓冲了。

9. 要保暖。夏天时大家一定要注意，风扇和空调不能对着膝盖吹，膝盖一受凉，血液循环马上下降，可能会诱发膝盖的疼痛。

10. 量力行。喜欢运动的人一旦感觉膝盖有任何不适，就说明目前的运动量已超标，得休息几天，后面也要降低运动量。

膝盖不同部位疼，解决方法也不同

1. 膝盖上方。这里不舒服的原因，大多是髌骨软化、髌骨关节炎、髌前滑囊炎等。它受股四头肌的影响比较大，也就是大腿后侧的肌肉。

2. 膝盖下方。常见原因是髌腱损伤、髌腱炎、胫骨结节骨骺炎，它跟小腿肌肉和膝盖后方的腘绳肌相关性最强。

3. 膝盖正中。正中疼可能是髌骨软化，髌骨关节炎也是常见的老化性疾病。

4. 膝盖两侧。两侧疼可能是半月板损伤、侧副韧带撕裂，还有常见的膝关节炎造成的。这里疼跟整个膝盖周围的肌肉都有很大关系。

想要膝盖好，就要把膝盖周围的肌肉锻炼好，要做到以下两点。

1. 学会放松肌肉，缓解肌肉的紧张。日常我们可以学着按揉肌肉，放松股四头肌。从膝盖上方的点向上，直线慢慢点按到另外一点，大腿两侧和小腿两侧也一样，每天按三四遍，能让肌肉很好地放松下来。

2. 让腿部的肌肉多锻炼，可以多做两个动作。

（1）背靠椅子坐直，双脚踩在矿泉水瓶上，提脚跟，向上踮脚，保持 3 秒再放松，每天重复做 10~20 次。

（2）双脚站好，然后踮脚，脚跟放下去后抬腿做踢毽子状，用手去拍脚，让脚去找手，腰尽量不要弯，左右腿轮流着来，每天早上起床左右各做 50 下。

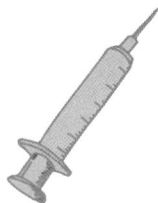

膝关节最怕的四个状态

我们的膝关节最怕这四个状态，您看看自己有没有？

1. 怕胖。体重过大使膝盖受到的挤压和磨损比较大，就像我们拎东西，东西不多时拎着不吃力，东西多了走几步就累了，如果您能控制一下体重，膝盖的疼痛会缓解不少。

2. 怕蹲。当我们蹲着做家务或者干活的时候，膝关节承受的压力是体重的 3 ~ 6 倍，长期这样很容易造成膝盖疼。

3. 怕凉。对于一些膝盖已经不好的朋友来说，天气一变凉，膝盖周围的血液循环下降，膝盖就容易不适，所以日常要多注意膝盖保暖。

4. 怕懒。膝关节周围布满了大腿和小腿的肌肉，这些肌肉可以维持稳定，还能帮助膝关节减轻负担。年纪大了，您要是不动，肌肉容易萎缩，膝盖稳定性也变差了，所以还是动起来，要是不愿意出门，在家做做徐医生的膝盖操也可以。

让膝盖积液不再反复

膝盖总是不舒服，感觉里面有积液，又肿又胀，这种情况怎么办？

首先，膝关节积液一般是膝盖受伤引起的，比如各种膝关节的炎症、软骨损伤等，这时候我们需要好好休息，尽量减少走路和膝盖的锻炼，不然可能会越练越严重。

其次，只要不是急性外伤导致的膝盖积液，日常可以做做热敷，加速血液循环，也能帮助消除膝盖积液。

当然，消除膝盖积液是治标，想要治本得找到产生膝盖积液的原因，比如，因为膝关节炎导致膝盖积液，我们去消炎，积液自然就减少了。所以说，当出现膝盖积液的时候一定要尽快查明原因，如果只想着有积液就去医院抽出来，那积液可能会一直反复。

一个小动作，助力保护膝关节

蹲下、起身的时候膝盖"咔咔"响，这就是膝关节的弹响，偶尔响一下问题不大，要是频繁地响，那就要注意了，这会增加膝盖软骨的磨损，让膝盖老化得更快，也可能会加重膝关节炎、半月板损伤的程度。

徐医生教大家一个简单管用的方法，帮助保护膝关节。

我们先坐在椅子上，双手握拳放在膝盖之间，膝盖夹紧双手，右脚脚尖往上勾，小腿再慢慢地向内转，1、2、3、4、5……保持5秒再放松，每只脚做15次，循环3组。这个动作能很好地锻炼到膝盖周围的肌肉，可以坚持每天做一做。

一瓶温水缓解足跟痛

很多人会脚跟疼，有些人是像针扎一样刺痛，有些人是一阵一阵痛。这里徐医生教您一个足底按摩的方式，能缓解疼痛。

准备一个水瓶，用脚踩住，来回滚，水瓶里可以放点温水，帮助加速足底的血液循环。这样踩 5 分钟后，再从上到下按按跟腱，捏个 3 分钟。如果疼痛一直都得不到缓解，还是要去医院看看身体是不是有炎症或者其他问题。

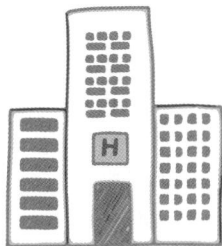

不要故意让关节"咔咔"响

脖子不舒服时，很多人会下意识扭两下脖子，偶尔还会"咔咔"响，好像响了之后整个人都舒畅了，但这可不是个好习惯，最好不要这么做。

会发出这种响声，有两个原因。

1. 颈椎不稳定、周围有增生。

2. 脖子周围的肌肉太僵硬。

设想一下，一棵小树苗，被人时不时摇晃几下，它底下的土是不是就松了，不稳定了？

脖子不舒服时，还是要少低头，多锻炼颈椎周围的肌肉，练练颈椎操。

三种放松但对脊柱施压的姿势

为了保护我们的骨头、关节，以后尽量不要再做这三种舒服的姿势。

第一个是习惯性靠向一边的站姿，重心都放在一条腿上，一侧的肌肉紧张，而另一侧的肌肉放松，这种长期的不平衡可能会引起脊柱侧弯、骨盆前倾甚至长短腿的问题。站着的时候，双脚与肩同宽或者稍微窄点，脚尖自然朝前，让身体的重心均匀分布在两只脚掌，才是正确的。

第二个姿势是窝在椅子上看电视、刷手机，看着很放松，其实腰椎受的力比站着时还大，再加上跷二郎腿，时间长了容易腰肌劳损，严重的话可能引起腰椎间盘突出。咱们坐直了，腰椎的压力就小了很多，如果不好坚持，可以在后腰垫个靠枕。

第三个姿势是坐着的时候用手撑着下巴，很舒服，对吧？但是这个动作对脖子和肩膀的伤害非常大，不仅肩膀容易酸疼，颈椎也容易变形。我们想事情或者工作的时候，可以把胳膊放在桌子上，让手臂有支撑，也能帮助减少脖子和肩膀的负担。

大家要是平时能注意这三种姿势，颈椎、腰椎问题会减少很多。

最常见的四种骨痛

有四种类型的骨痛，骨科门诊遇到的最多，给大家总结一下。

第一种是腰颈椎病带来的痛。很多久站、久坐的朋友经常会遇到，不仅是腰颈部的疼痛，往往还容易手麻、腿麻、屁股疼。

第二种是骨质疏松带来的痛。这种痛大多是钝痛，而且往往说不出具体痛在哪里。骨质疏松一定要多补钙和维生素 D。

第三种是关节炎症带来的痛。关节炎的类型非常多，有退行性关节炎、类风湿性关节炎等等，这类一般都是手指、膝盖感觉痛且僵硬，往往活动起来也不方便，一般治疗都是以消炎止痛为主。

第四种痛是急性损伤带来的。比如扭伤、摔倒、磕碰后造成的伤痛。这种痛一般都很剧烈，而且容易肿起来，受伤后尽快冰敷，如果实在严重，就要尽早去医院处理。

如何保护关节软骨

其实我们的关节上都是有软骨的，随着年纪越来越大，软骨也磨损得越来越厉害。特别是膝盖，我们日常走路、跑步、上楼梯一直摩擦软骨，时间一长软骨就不光滑了，容易引起膝盖肿、积液、关节变形等炎症。这种情况咱们要减少走、跑、跳、爬楼梯的次数。同时多做这个锻炼：腿伸直，脚尖上钩，抬起腿，保持3秒，放下。每天左右各做50下就可以了，既轻松，又能很好地练到膝盖。

除了锻炼，也可以在医生的建议下，吃些盐酸氨基葡萄糖胶囊，帮助被磨损的软骨修复。如果是关节软骨磨损导致的关节疼，盐酸氨糖能帮助软骨修复，从而达到缓解疼痛的目的，但是大家不要盲目乱吃。

买氨糖的时候也要注意，尽量去买药盒上带 OTC 字样的，药效才有保障。

同时，太胖的人要注意减肥，微胖可以，但是太胖会增加膝盖的压力，对整个心脑血管系统也不好。

冬季骨病预防措施

一到冬天骨科门诊患者就开始暴增。徐医生发现，尤其是 40 岁以后，各种骨病就开始反反复复出现了。这里帮大家整理了一份冬季骨病预防措施。

日常要多注意关节的保暖和锻炼。膝关节不好就练练膝盖操、肩关节不好就练练甩手操。

要是有疼痛、肿胀的感觉，或者经常感觉关节僵硬，活动起来不顺畅，就要上点心了。除了保暖、锻炼之外，关节疼痛或者是意外扭伤、摔伤的时候，可以在医生的指导下用一些肿痛舒喷雾剂，能够达到活血化瘀、消肿止痛的效果。

疼痛的部位适当减少活动，比较胖的话也要稍微减一减肥，这样能减少关节之间的压力。一定不要把小毛病拖成大问题，很多严重的关节炎可是会导致关节变形的，感觉症状加重一定要去医院及时做检查。

三招延缓骨骼老化

到了一定的年纪之后，人的身高会越来越矮，一般 70 岁以下会矮 3~5 厘米，70 岁以上可能会矮 10 厘米左右，这是因为关节会随着年纪的增长而萎缩老化，再加上钙流失加速，导致骨质疏松，这些情况都会让身高变矮。说白了，就是我们的骨头和关节不像年轻的时候那么饱满，而是缩水了。

自然老化现象没法逆转，但是可以延缓骨骼老化的速度，我们具体可以这样做：

1. 日常多补钙、多晒太阳，能延缓骨骼的钙流失。

2. 一定要多运动。不一定非要专门去健身房，每天做做健康操，哪怕出去散步，对我们的心肺功能也是极好的。

3. 饮食习惯要好。很多人牛奶、奶粉、酸奶这些奶制品一概不吃，青菜也吃得少，饮食长期有缺口，身体里会缺乏各种营养，骨骼自然也容易老化。

频繁抽筋要重视

抽筋的原因也有大不同。偶尔抽筋不用太担心，要是频繁地抽筋，还是要重视一下。

1. 伸懒腰会抽筋。很多人睡醒后伸个懒腰，突然一下就开始抽筋了。我们睡觉的时候身体长时间静止，肌肉比较僵硬，这时候伸懒腰，就相当于把僵硬的肌肉一扯，那自然就容易抽筋了。您以后别一睡醒就伸懒腰了，稍微赖几分钟床，让您的肌肉也醒一醒，这样就不容易抽筋了。

2. 缺钙导致的抽筋。钙对于调节肌肉收缩是很重要的。所以老人、孕妇、正在长身体的孩子，都比较容易出现缺钙型抽筋，日常一定要记得补钙。

3. 寒冷刺激抽筋。下凉水、吹风扇空调、晚上被子没盖好，都有可能导致抽筋。热胀冷缩大家都知道，肌肉也是一个道理，受凉后，它就会收缩，从而引起抽筋。所以要记得空调风扇不要对着一个地方吹，晚上被子也要盖好，别着凉了。

4. 疲劳型抽筋。长时间走路、久站、运动，我们肌肉肯定也会累，肌肉疲劳了也容易诱发抽筋。

另外，出了很多汗的话，就会流失身体里一个叫电解质的东西，电解质过量流失，也容易抽筋。针对这种情况，您可以吃个香蕉，香蕉里面的钾含量比较高，可以很好地帮助补充电解质。

静坐呼吸缓解焦虑

焦虑的情绪一般都来源于自我怀疑、过度思考以及过度担心，这也被称为精神内耗。

可以尝试让过度发散的思维和注意力回归到我们自己和生活本身，安定我们的本心，口诀就是"静坐一会，求其放心"。

找个舒服的姿势坐下，深呼吸。

慢慢让自己的大脑不要想任何东西，感受自己的呼吸，一呼一吸。

如果中间突然又去想其他东西，没有关系，不要责怪自己，慢慢把思绪收回来就可以了。

继续静坐呼吸，保持 10~30 分钟，结束后您会发现整个人都轻松了很多，焦虑情绪瞬间缓解了不少。

建议每天静坐，走出焦虑。

"懒"一点，没关系

有时候为了健康，真希望大家懒一点，别太勤快。

1. 洗衣服的时候"懒"一点。有不少人喜欢自己手洗，用一个小水盆、一个小板凳，或者在水池边上弯着腰洗，洗完以后腰都直不起来了。

长时间这样很容易引起腰肌劳损，再严重一点，就可能腰突了。所以除了贴身衣物外，其他可以机洗的，还是用洗衣机吧。

2. 日常睡觉"懒"一点。咱们白天忙活了一天，晚上需要好好地让腰部的肌肉放松放松。所以在姿势上，一定要尽可能减少腰部的受力。喜欢平躺睡的在膝盖的下面垫个小枕头；喜欢侧睡的在两腿中间夹一个小枕头，这样会让腰椎更放松。

3. 运动的时候"懒"一点。虽说生命在于运动，但上了年纪以后，强度不能太高，不要非得说走路一定要走几千步、几万步。运动的标准是自己身体微微发热、出汗就可以了。不管任何运动，做完第二天感觉不舒服，就说明运动强度对你来说太高了。

长期熬夜，猝死率增加6倍

据统计，长期熬夜的人会比不熬夜的人猝死概率增加6倍左右，患心血管疾病概率增加5倍左右，患糖尿病概率增加5.4倍左右。

熬夜的那几个小时就是在透支我们身体的时间，让人还未上年纪就已经开始忘这忘那、皮肤衰老、脸色蜡黄、头发一掉一大把、抵抗力下降、各种病找上门。怕了吗？所以，最好每天晚上11点前就睡觉，不要再熬夜了。

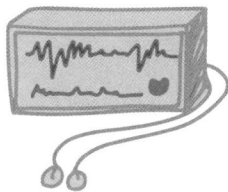

日常四件事，和血栓不再见

血栓堵在脑袋里叫脑梗，堵在心脏里叫心梗，堵在肺里叫肺栓塞，每一种都是很要命的。那如何降低我们得血栓的概率呢？

1. 非常重要的一点——多喝水，稀释我们的血液，降低血液黏稠度，血液没那么稠了，流速也快，也就不容易形成血栓了。最好是早晨起来喝一杯温水，一天喝够 1000~1500 毫升水。

2. 多促进我们的血液循环。有个小动作教给大家，就是收紧我们的肌肉，几秒钟后再放松，手臂、小腿都可以这么做，绷住——放开。这个叫等长收缩，不仅能很好地促进血液循环，还可以锻炼我们的肌肉，让身体更强健，一举多得。

3. 少吃盐。至于为什么盐吃多了会不好，原因很复杂。大家只要记住，盐吃多了对我们的心脑血管乃至肾脏都不好就可以了。每天吃盐的量是一小勺，6 克左右。

4. 多运动。每周 2~3 次半个小时的户外运动，打羽毛球，出去跳跳舞，对我们的心肺功能都是很好的。

五种身边常见的一类致癌物

科普一下我们生活中常见的五种一类致癌物。

1. 黄曲霉毒素。容易引发肝癌、胃癌、食管癌、肾癌等各类癌症。常常存在于发霉的大米、玉米、花生、瓜子等食物，所以尽量多吃新鲜食物。如果有剩饭剩菜，一定要热透，帮助杀菌。如果家里用的是木头筷子，筷子上也容易产生黄曲霉毒素，尽量换成陶瓷、塑料、不锈钢的。

2. 乙醛。它主要是酒精代谢后的产物，很多人的肝癌是长期喝酒导致的。有人说小酌怡情，但从健康角度来说滴酒不沾最好。

3. 亚硝胺。它是由大名鼎鼎的亚硝酸盐转化而来，会大大增加患肠癌和胃癌的风险，主要存在于一些腌制食物中，如香肠、火腿、咸菜等等。偶尔吃吃问题不大，长期累积后才会增加癌症的风险。

4. 尼古丁。多少好汉倒在烟上，肺癌后期非常痛苦，呼吸都困难。同时二手烟对家人的危害也非常大，能戒就戒了吧。

5. 槟榔。它也是容易上瘾的东西，槟榔会反复损坏口腔黏膜，让人患口腔癌、喉癌的概率大大增加。而且就算没得癌，脸也会越嚼越方，牙齿会越来越敏感。

如何判断自己的痣是不是黑色素瘤

有些痣是没有危害的，但有些痣是恶性的，扩散后可能会危及生命。身上有痣的人可以按照下面的方法判断一下自己的痣是不是黑色素瘤。

1.看痣的外形对不对称，要是它的左右上下都不一样，那情况就不是很好。

2.看痣的边缘是不是规则的，弯弯绕绕的不好。

3.看颜色是不是均匀，如果一边颜色深一边颜色浅则不好。

4.看大小，太大了肯定不好，直径最好不要超过 6 毫米。

5.看痣短期内有没有改变。是不是新长出来的？是不是越长越大，越来越突起？

大家也不要因为身上有颗痣就太焦虑，实在放心不下，就到医院检查一下。

八大内脏怕什么

心、肝、脾、肺、肾、胆、胃、胰，它们任何一个部位出问题，我们都承受不起。那这八大内脏，它们分别怕什么呢？

心怕咸。因为口味太重，吃得过咸，容易危害到我们心脑血管的健康。

肝怕酒。很多人的肝癌、肝硬化都是大量、长期喝酒导致的。

脾怕思。老是胡思乱想、心情郁闷，就容易导致我们吃不好、睡不好。

肺怕烟。抽烟伤肺大家都知道，但是这个烟，不单指香烟，很多灰尘、毛絮多的地方也要注意。

肾怕渴。经常不喝水，容易诱发肾结石、肾炎，而且一直不喝水，身体里的废物也排不出去。

胆怕油。很多胆囊结石的患者，一吃油腻食物就开始疼，而且常常犯恶心。咱们日常还是要吃得清淡一些比较好。

胃怕过。这个"过"指的是过度饥饿和过饱，很长时间不吃饭容易导致胃酸分泌过多，时间长了，胃炎、胃溃疡就会找上门。每次吃得太饱，胃就没办法蠕动消化，每顿饭吃个八分饱就差不多了。

胰怕撑。我们急诊遇到过一位急性胰腺炎患者，几个小时内人就去世了。暴饮暴食，一下吃得太多，可能导致胰酶异常激活，把自己的内脏给消化了。胰腺癌也有"癌王"的称号。

大家一定要好好爱护自己的身体，要是你不把它当回事，它也不把你当回事了。

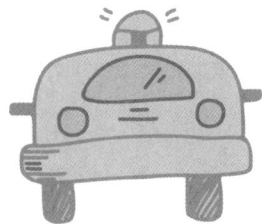

在家怎么自测心跳

正常人的心跳是每分钟 60~100 次，最好是 60~80 次。因为我们心跳越快，身体耗氧量就越高，就会增加心肌的负担，有高血压的话，就更得注意控制心率。

要是心跳比较慢，低于每分钟 60 次，也比较危险，容易出现头晕乏力、脑缺血等症状。心脏问题可不是小事情，心跳过快或过慢都一定要去医院查明原因。

自己在家怎么测心跳呢？有些手表、手环直接就能显示心跳次数，没有的话也没关系，右手搭在左手的脉搏上，感觉振动一下就是心脏跳了一下。记录每分钟心跳的次数，数 3 分钟，然后取一个平均值。您试着数数您的心跳次数吧。

年轻人，小心脂肪肝！

脂肪肝的下一步是什么？肝硬化！我们的肝脏是身体重要的解毒器官，但是很多人经常熬夜、作息不规律、吃夜宵，年纪轻轻就得了脂肪肝，下面是一些护肝小贴士。

1. 饮食清淡，少吃油腻的东西。这些食物里都是脂肪，吃多了会加重肝脏的负担。

2. 少喝酒抽烟。烟酒对肝脏的伤害是很大的，其中酒精可以引起肝硬化，让我们的肝功能衰竭，无法运作了。

3. 不要乱吃药。有些人总是不去看医生，自己乱吃药，这样很容易引起药物性肝损伤，而且吃错药后果很严重。

4. 少熬夜。我们都说熬夜会"爆肝"，24 小时不停转总要出问题的。

5. 晚上 9 点后不要吃东西，这时候吃东西不仅会增加肠胃负担，对肝脏的损伤也不小。

一个小动作测试血管弹性

人随着年龄的增长，血管的健康就会逐渐下降。很多长血栓的朋友，就是血管长期不健康导致的。

教大家一个简单的自测血管弹性的方法，我们握紧拳头保持10 秒钟以上，然后放松，如果手掌马上变得红润，那说明您血管的弹性还不错。

当然这只是一个小小的测试，想要准确判断血管的健康程度，可以做个颈动脉超声检查，我们能通过它清晰地知道，血管内膜是否有增厚、斑块，是否存在血管狭窄、闭塞等等。

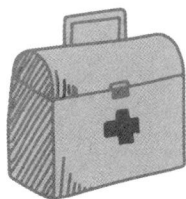

"5 秒等长收缩法"增肌、防血栓

介绍一个特别简单且对肌肉超级好的动作。

为什么我一直教大家去练肌肉呢? 因为锻炼肌肉真的能从源头解决很多问题。

腰颈部肌肉力量强, 腰突、颈突疼痛的概率就会下降很多; 大腿肌肉力量强, 膝盖就不容易出问题。

手握拳, 把肌肉收紧, 保持 3 秒后慢慢放松。每次都是收缩 1 秒, 保持 3 秒, 放松 1 秒。任何部位都可以这么做, 比如说小腿, 腿肚子 1 秒收紧, 手指点点看, 肌肉是硬邦邦的, 保持 3 秒再放松。

我把这个方法称为 5 秒等长收缩法。每个部位每回做 6 次, 随时随地都能做, 既能锻炼肌肉力量, 在收缩肌肉的时候还能促进血液循环, 减少患血栓的概率。

两个快速入睡小妙招

心烦意乱、越想睡越是睡不着，可能很多人都有过这样的情况，徐医生有两个快速入睡的小方法，一般做几分钟就能睡着了。

1.首先，一定要让身体的肌肉放松下来。躺好后，全身可以先紧绷，保持 5 秒钟，再放松，反复两三次。呼吸尽量按吸气 4 秒、憋气 7 秒、呼气 8 秒的顺序。多做几轮之后，我自己基本就会有睡意，然后就不用刻意控制呼吸，自然而然就睡着了，而且睡得特别香甜，失眠的人都可以试试看。

2.先用四个手指握住我们的大拇指，不用太紧，放松一点。然后闭上眼睛，去感受我们的呼吸，一上一下，一般徐医生几分钟就睡着了，特别管用。

除了快速入睡，睡眠质量也很重要。要注意睡前不要喝水，以免晚上起夜，不要有小夜灯，白天多晒晒太阳促进褪黑素的合成，这些都有利于睡眠。要是伴侣打呼噜比较严重，就让他等你睡着了再睡。

深睡期长，睡眠质量就好

不少朋友说经常整宿做梦，有时候还能续上，跟电视剧一样。

我们的睡眠一般分为入睡期、浅睡期、深睡期和快速眼动期，人做梦基本就在快速眼动期，人的眼珠会转来转去，我们睡一个晚上，这几个周期一般循环四五次，也就是说做四五次梦都是正常的。

我们睡眠质量好不好，跟深睡期的时间有很大关系，有些朋友稍微有点动静就醒了，很难睡得深沉，第二天就容易疲劳犯困。

想睡得好一些，深睡期长一些，跟咱们的精神压力、环境都有关系。睡觉的时候房间一定要安静，小夜灯也尽量不要有，睡前放点轻音乐舒缓一下自己紧张的情绪，大脑多放空，别想事情，多感受自己的呼吸，自然缓慢地一呼一吸，这些都有助于我们睡眠。睡得好，整个人的精神面貌都会好很多。

睡觉有这三个特征，往往与长寿无缘

1.睡觉不规律，有时候早睡，有时候晚睡。我们人体在有规律的睡眠下，会形成一个生物钟，要是频繁地打破这个生物钟，身体又要重新去调节，消耗更多的精力。已经有研究表明，睡眠不规律的人往往老得更快。

2.睡眠太浅，稍微有点动静就醒来，或者经常起夜。睡眠浅说明您的睡眠质量不好，我们的大脑以及身体的各个器官都是要休息的，只有进入深睡眠，身体的这些器官才能得到更好的休息，器官要是长期休息不好，未来的健康和寿命肯定是有隐患的。

3.梦太多。正常情况下做几次梦问题不大，但要是您经常整宿做梦，而且第二天起床后还感觉很疲惫，就不太好了。长时间做梦可能会导致神经衰弱、记忆力减退、免疫力下降等等。

睡眠真的很重要，成年人每天要睡足 7 个小时，希望大家每天都能睡个好觉。

改善气血的几个小方法

有关气血不足、气血虚的说法，从西医角度来说，可能是血液循环不好、贫血或者雌激素水平急剧下降等问题。

中医的解释则是，气可以是一种生命力，如果它的流动受阻碍或者量不足，就容易生病。

改善气血，可以中西医结合来看。

1. 含铁、蛋白质和维生素 C 的食物可以多吃，比如鸡蛋、豆类、瘦肉、绿叶蔬菜和柑橘类水果。

2. 我们的睡眠是很重要的，要尽量放松自己，少操心，心态放平，保证充足的睡眠。

3. 多做做踮脚的动作，下巴微收，头向上，肩向下沉，脚尖向下踩，感受胸椎、腰椎被拉起来，停 3~5 秒钟，落一半，再慢慢放下。

另外，要是想通过中药来调理，要咨询专业的中医。

关节病康复阶段的注意事项

关节不舒服，不管医生是让您吃药保守治疗，还是做手术，在康复阶段都有一些注意事项。肩关节、膝关节都适用。

1. 疼痛的关节一定要少活动、多休息，但也不能一味休息。保守治疗期间，在不痛的时候需要加一些锻炼，如果是手术过后，需要在医生的指导下做康复训练。因为肌肉长时间不用就会萎缩，到时候可能关节不疼了，但因为肌肉萎缩，新的问题又会出现，所以锻炼是很有必要的。

2. 要多吃优质蛋白：鸡蛋、肉、鱼等。有了优质蛋白，身体才能更好地恢复，同时油腻、辛辣的食物要少吃。

3. 如果做了手术，伤口尽量不要沾水，准时换药，要是感染了，问题可就大了。

4. 定期复查，避免康复过程中出现一些问题。

快速缓解落枕疼痛的三个小方法

落枕不是病，但疼起来真要命啊！

落枕多半是因为睡姿不好，或者吹风扇、空调引起脖子和肩膀周围的肌肉长时间紧张、僵硬。这里教您三个小方法快速缓解。

1. 早上起来先用热毛巾敷在疼的位置 10~15 分钟，给受伤的肌肉送些温暖，让血液更快地恢复循环，这样能在一定程度上缓解肌肉的紧张。

2. 千万不要强行去转动脖子，可以让其他人帮忙轻轻按一按、揉一揉。

3. 等疼得轻一些了，就可以做这样一个动作：坐在椅子上，两臂自然放下，慢慢把头往歪向两边。如果歪的时候特别疼，就不要强行歪了，歪到您能接受的程度，保持 5~10 秒钟，再慢慢回到中间，左右各来个 3~4 次。拉伸的时候记得正常呼吸，不要憋气。

落枕不算特别严重的问题，但如果是习惯性落枕，那就要小心是不是颈椎有问题了，最好做个检查。

晒背到底有没有用？

三伏天晒背是因人而异的，有人说晒完感觉浑身通透，也有人晒进 ICU。

徐医生是不太推荐晒背的。不是晒背不好，而是因为大家不清楚自己到底适不适合晒背，也不清楚怎么晒是正确的、怎么晒是错误的，可能有些地方做得不正确，就会出问题。万一中暑，引起热射病，死亡率很高。

大家晒背主要是想祛湿、吸收阳气，其实去除湿气的方法很多，可以通过饮食和锻炼。

如果真的想要晒背，不要选太阳最毒的时候，早晨和下午会比较好，一次 15~20 分钟，晒到身体出一层细汗就可以了，不要晒到大汗淋漓，可能会引起脱水。中途要是感到不舒服也要随时停止。

骨质增生、骨刺怎么办

首先，骨刺、骨赘的本质就是骨质增生，只是叫法不同。

骨质增生属于退行性疾病的一种，而退行性疾病说白了就是老化导致的疾病。就像手机用久了会卡顿，羽绒服穿旧了不保暖一样。所以骨质增生就是人衰老后自然就有的情况，不是比较严重的病。

要不要处理则看要骨质增生有多严重。一般骨质增生发生在脊柱、膝盖还有脚部，如果只是检查报告上显示有骨质增生，没什么不舒服，那可以不用管它，但要是因为骨质增生诱发了腰痛、脖子痛、膝盖痛，或者脚踝、脚掌、脚底痛，就要处理一下了。处理的方法分为以下几种。

1. 只有持续疼痛，活动都还好，就吃点消炎止痛药，常用的有塞来昔布、依托考昔，或者贴一些膏药，如氟比洛芬等，基本都能得到有效的缓解。

2. 骨质增生长在关节腔比较里面的位置，吃药和贴膏药成分到不了那么深，可以选择直接往关节腔里面注射药物。

3. 如果骨质增生已经比较严重了，不仅疼痛、活动受限，还有卡压的感觉，骨质增生已经压到神经、血管、肌腱，那就有可能需要通过手术去除骨质增生。

一般情况下，人在 45 岁以上才容易得骨质增生，如果您二三十岁就骨质增生了，即使不疼，也要重视，尽量去查一下原因。

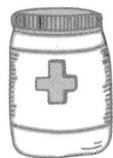

怎么预防骨质增生？

要是您已经有了骨质增生，下面的一些方法能帮您更好地控制和保养。

1. 先判断一下自己的体重是否过重。

容易骨质增生的地方基本都是需要承重的关节，我们的脊柱支撑整个上半身的重量，膝盖和脚更是要支撑整个身体的重量，体重一大，这些关节之间摩擦力增大，就更容易骨质增生了。

2. 注意规避强度过大的运动种类。

过高的运动强度会增加关节间的摩擦，所以运动最好要柔和，尽量不要快跑、爬楼梯、长时间走路。游泳、做操、跳广场舞都是很好的选择。

3. 日常多按摩，做好保暖，可以促进血液循环、缓解肌肉僵硬。

总体来说，骨质增生是非常常见的情况，治疗起来也比较简单，不用过于焦虑。

改善扁平足的小方法

正常情况下，我们的脚内侧是拱起来的，但也有不少人是扁平足，足弓特别低。扁平足的人走路久了容易脚痛，运动能力一般也会差一些，还可能会遗传给孩子。

孩子的扁平足有很大可能通过锻炼来改善。

第一个动作，站直，不要穿鞋子，双脚与肩同宽，然后脚趾发力抓起来，这样能锻炼足弓的收缩能力，每天做 50 个左右。

第二个动作稍微有点难度，抬起脚的大拇趾，保持 2 秒，然后再抬起另外四个脚趾保持 2 秒，每天做 30 下就可以了。

反复感冒的四个原因

第一个，过度疲劳。前一天徐医生手术到凌晨，第二天起床后就发现自己感冒了，人在疲劳、熬夜的时候，抵抗力可能也会差，就容易生病。

第二个，之前的感冒使得抵抗力还没完全恢复。所以感冒的时候一定要多吃点能帮助增强抵抗力的食物，如鸡蛋、各种蔬菜、肉类等，胃口不好也要吃点儿，这样身体才有能量对抗病毒。

第三和第四个原因就是天气和医院环境。医院里来来往往的人比较多，有感冒患者，就可能交叉感染。

这里也提醒大家，如果只是一点小毛病，可以不用急着去医院。一是医院病人很多，不用为了一点小问题，增加交叉感染的风险。二是要让身体的免疫力发挥一下作用，一有问题就吃药，身体也容易产生耐药性。

如果确实很难受，并且感觉病情逐渐加重，那还是要尽快去医院。

关于指甲上小月牙的几个谣言

　　您指甲上有月牙吗？很多人只有大拇指有，其他几个指头没有。有人说没月牙代表身体营养不良，或者哪里不好，可别被这些谣言误导了。

　　指甲刚长出来的时候其实就是白色的，慢慢往外长的过程中，开始变硬、变色。也就是说月牙只是新长出来的指甲还没来得及变色。一般指甲长得越快，这个月牙就越明显。

　　真要说小月牙能代表什么，那就是我们的新陈代谢。新陈代谢快，指甲自然就容易长得快。如果您平时指甲上都有小月牙，突然一段时间内变少或者消失了，就问问自己最近是不是熬夜了，食欲不好了，或者生病了，从而影响了身体的代谢。

　　还有人说指甲上的竖纹代表疾病，其实指甲本身就不是完全光滑的，一般随着年龄变大，竖纹也会越来越明显。

几种好睡姿让你越睡越健康

不良睡姿对脊柱的伤害是非常大的，很多人腰颈椎突出都跟他们的睡姿有一定关系。好的睡姿不仅能让您睡得更安稳，也不伤害脊柱。

首先，最不推荐的睡姿就是"登山睡"。不少人觉得这样睡觉最舒服，但这样睡，屁股是旋转的，同时连带着腰椎是扭曲的，肩膀也是被压着的，长期会诱发骨盆的问题，以及腰突、肩周炎等。

趴着睡也很不推荐。小孩比较容易用到这种睡姿，头偏向一边，呼吸道和肋骨处被压着，会影响孩子的发育。

推荐的睡姿有两个正常的，一个特殊的。

正常的两个睡姿分别是"平躺膝盖垫枕头睡姿"和"侧睡大腿夹枕头睡姿"。平躺的时候膝盖下面垫个枕头，这样脊柱就能很好地贴合在床上，身体的肌肉也更容易放松，放松了就容易入睡，身体也能更好地修复。喜欢侧睡的，大腿夹个枕头，这样会更有安全感，容易入睡，而且也有助于脊柱保持水平的状态。

特殊的睡姿就是大名鼎鼎的"还阳卧"。平躺的时候脚心对脚心，手放在大腿根附近，放松，保持几分钟，入睡会很快。

一开始改变睡姿会非常不习惯，一定要慢慢来，把好的睡姿养成习惯。

计算孩子身高的公式

其实孩子未来的身高是可以大概测算出来的。

女孩的身高 ≈（爸爸身高 + 妈妈身高 – 13）÷ 2

男孩的身高 ≈（爸爸身高 + 妈妈身高 + 13）÷ 2

比如徐医生身高是 183 厘米，我妻子的身高是 160 厘米，（183 + 160 – 13）÷ 2，得出我们的女儿身高是 165 厘米。

通常这个身高数据会有 5 厘米的浮动，孩子运动多，营养够，也不怎么生病，可能就多长几厘米，反之就可能少长几厘米。

当然也有例外，父母都不高，但是孩子特别高，可能因为父母在成长的年代营养不够，医疗也不发达，容易生病，导致他们比正常身高矮，但是个子高的基因还在，现在的孩子营养基本都够，就自然长到了该有的身高。

糖尿病不只是吃甜食多导致的

　　还有很多人不知道，糖尿病不单单是吃甜食多导致的，有很多不常吃甜食的人血糖照样很高。

　　糖分是我们身体必需的营养元素之一，它负责为我们的身体提供能量。我们吃的米饭、面条这些主食，在身体里也会转化成糖。糖尿病简单来说是身体没办法处理吃进去的糖，从而导致糖在身体里的堆积，引起血糖升高。

　　而处理糖的能力好不好，就跟您身体胰岛素分泌的能力有关了。

　　一部分人天生胰岛功能不好，不能分泌正常量的胰岛素，这种大多是 1 型糖尿病患者。另一部分是胰岛功能正常，但是因为日常不合理的生活习惯、饮食，导致分泌的胰岛素不够用了，这种多为 2 型糖尿病。

　　胰岛功能是基因里带的，我们没办法改变，所以我们需要通过避免生活中的一些坏习惯，去降低对胰岛素的影响。

　　1. 运动太少。运动会消耗身体大量的糖分，这样就减少了胰岛素的消耗。

2. 身体太胖。肥胖容易降低胰岛的敏感度，从而影响胰岛素的分泌。肥胖的人一般吃得也多，特别是高热量、高脂肪食物，如肥肉、内脏、油炸食物等。

另外，随着年龄逐渐增大，胰岛的功能也会下降，特别是40岁以后，得糖尿病的人越来越多。

总结下来，糖尿病是基因加上各种不良生活习惯导致的，不单单是因为喜欢吃甜食。

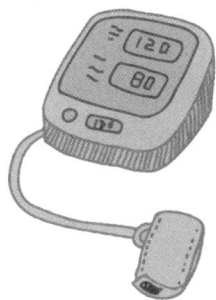

糖尿病并发症究竟有多可怕

1. 对我们的血管伤害非常大，而且同时也会增加高血压、高血脂的概率，后续血栓很容易找上门，诱发心梗、脑梗更是防不胜防。

2. 对我们的脚危害很大。这个很多人都不知道，糖尿病会引起神经血管的一些病变，特别是脚部，感染后，脚上的肉都会烂掉，甚至可能要截肢。有些严重的糖尿病足，图片特别吓人。

3. 伤害眼睛。我们眼睛的血管是很丰富的，糖尿病会伤害血管，所以有不少糖尿病患者，视力会下降，白内障、青光眼的概率也会明显变高。

4. 对肾脏的危害也不小，饮食上这个不敢吃、那个不敢吃，还有肾脏衰竭的可能。

您说糖尿病可怕不可怕？

有些糖尿病可以逆转

如果您目前的糖尿病还是早期，一定要好好控制，说不定有机会逆转。

能逆转的糖尿病有这几个特点：患者得病时间短、胰岛素水平高、身体比较胖、年龄也不太大。

这里教您几个生活好习惯，帮您控制血糖。

1. 早饭不能只吃面条、包子、粥，这些升血糖太快了。早餐要有蛋白质，一盒牛奶、一个鸡蛋就行，要有小半盘当季蔬菜，再加上粗粮做的主食，如半个玉米、红薯。

2. 要减肥。很多人是因为肥胖引起的高血糖，所以减肥很重要，要坚持。

3. 吃饭别太急，慢慢吃，先吃蔬菜再吃主食，这样能控制糖分吸收的速度。

4. 每天都要锻炼，最好是力量训练，买个哑铃每天举个50~100下。当然，要是喜欢跑步、跳舞、游泳，也都可以。

养护肠道就是养护免疫力

我们身体的免疫力有 70%~80% 是由肠道来负责的。徐医生教大家三个方法养护我们的肠道，从而保护我们的免疫力。

1. 养护好我们肠道的菌群。我们肠道里有非常多的细菌，这些细菌有好有坏，坏细菌多了就可能引起腹胀、腹泻、便秘、口气等问题。所以日常可以吃一些布拉氏酵母菌这样的益生菌，帮助调节我们肠道菌群的平衡，也能在一定程度上缓解前面提到的问题。

2. 少生气，控制自己的情绪。丈夫多关心关心妻子，妻子也就会体贴丈夫了。当我们情绪不好的时候会影响内分泌调节，破坏肠道的微生态，所以希望您每天都开开心心。

3. 吃饭一定要有规律，不要有一餐没一餐，吃饭的时间要固定下来，比如 8:30 吃早饭，12:00 吃午饭，18:00 吃晚饭，时间浮动不要超过半个小时。长期下来，您的肠胃就知道什么时候工作、什么时候休息了，也就会更健康。

同时日常除了一些忌口，不要挑食，最好是样样都吃，样样不多吃。身体是咱们自己的，一定要好好调理。

应对高温不能走极端

中暑引起的热射病，死亡率是很高的。徐医生重点给两类人科普一下。一类人是太热却不舍得开空调或风扇，就硬熬着的，特别是家里的老人；一类人是从外面回来全身汗，马上就对着空调或风扇吹的，特别是年轻人，有些人甚至直接灌冰水、冲凉水澡。这两种人都要小心中暑，需要注意：

1. 空调温度不要太低，25~26℃就可以了，而且不管是空调还是风扇都不要一直吹。

2. 多喝水，最好是凉白开，不要喝冰水。如果出汗特别多，在水里面放点盐。

3. 从外面回家，不要马上就去吹空调或风扇，先喝点水，然后慢慢吹弱弱的风。

年前年后健康小提醒

1. 过年时，南方有不少朋友会用炭火来烤火，一家人聚在火炉旁，这时候一定要注意通风，不能形成密闭的空间。因为炭在燃烧的时候会产生大量的一氧化碳，容易导致一氧化碳中毒，如果是小太阳或者电暖炉就没关系。

2. 过年时大家都会提前买好菜，如果土豆发芽了就不能吃了，因为发芽的土豆会产生龙葵素，是有毒的。有黑点的红薯一般是发霉了，发霉的东西尽量要少吃，因为发霉会产生黄曲霉毒素，可能会增加患癌症的风险。还有发红的甘蔗会产生 3- 硝基丙酸，吃了容易诱发头晕、恶心呕吐。

3. 如果要在车上睡觉的话，尽量带个 U 型枕，因为我们睡着之后，脖子的肌肉是放松的，头容易晃来晃去，突然一个急刹车，很伤颈椎。徐医生之前就遇到过不少人因为坐车睡觉导致颈椎病加重。

4. 外卖要少吃。外卖的包装大多是塑料的，高温加热后产生的塑化剂对我们的身体危害非常大，卫生方面更是一大问题。

5. 改掉熬夜这个坏习惯，晚上 11 点左右就该上床睡觉。特别是年轻人，现在熬的夜透支的是以后的身体。

孙思邈六字诀让你不心烦

别心烦了好不好？药王孙思邈有个健康呼气六字口诀，希望能帮到大家，让大家少点烦心事。

第一个字是"嘘"。深吸一口气，然后注意力集中在两边肋骨的地方，同时发"嘘"的声音。

第二个字是"呵"。还是吸气，注意力在胸部下方，发"呵"的声音。

第三个字是"呼"。意念在肚子上，发"呼"的声音。

第四个字是"嘶"。注意力在上胸部，发"嘶"的声音。

第五个字是"吹"。注意力在腰部，发"吹"的声音。

第六个字是"嘻"。注意力发散开，放到全身，发"嘻"的声音。

徐医生特别推荐的四种长寿运动

1.这种运动适合年纪大一些的人,那就是走路。走路的运动强度比较低,对膝盖相对比较友好,每天5000~8000步就可以了。

2.广场舞或者健康操。跟着音乐的节奏去做运动会更有动力,而且也经常能结识到新的朋友,共同语言也就多了,这样就不会自己一个人闷着,心情好是很重要的。

3.挥拍运动。羽毛球、乒乓球都可以,对我们的颈椎、腰椎、肩膀都很有好处。但是要提醒大家,咱们不是运动员,强度可别太高。

4.游泳。徐医生知道很多人不太愿意去游泳,但是游泳能帮助改善血液循环和呼吸功能,预防动脉硬化等心血管疾病,而且对关节特别友好。

运动只要不过量,好处是非常多的,请大家一定要坚持。

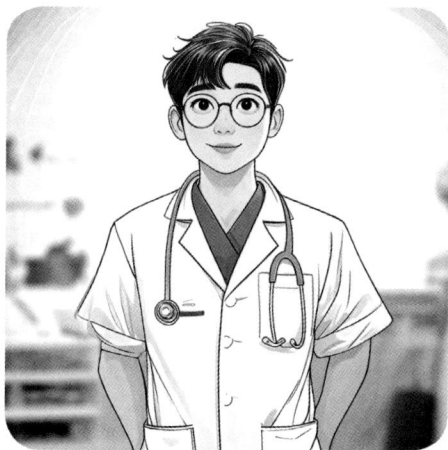

04

怎么吃才健康

MIND 膳食让大脑保持年轻态

如果有一种简单的饮食习惯，能让您的大脑保持年轻，降低 20% 患阿尔茨海默病的风险，您愿意尝试吗？这就是专门为大脑健康而开发的一种新型膳食模式，叫"MIND"膳食。

1. 每天吃 3 次全谷物，如燕麦、玉米、小米、紫米。早餐可以是燕麦粥、玉米，午餐在大米饭里放点紫米、糙米，晚餐吃小米饭或小米粥，或者是荞麦面。

2. 每周吃 6 次以上深绿色蔬菜，其他类型的蔬菜每天一份。

3. 每周吃 5 次坚果和 2 次浆果，常见的浆果有葡萄、桑葚、蓝莓等。

4. 每周吃 4 次豆制品。

5. 每周吃 1 次鱼肉，2 次以上鸡肉、鸭肉，这些都是白肉，白肉对心脑血管比较好。

6. 家里的油尽量用橄榄油。

各种疾病都有对应的吃法

增强免疫力吃什么？多吃点优质蛋白，每天吃鸡蛋加牛奶。

便秘怎么办？多吃点富含膳食纤维的食物，如火龙果、红薯、南瓜，然后多喝水。

静脉曲张吃点啥？静脉曲张可不是靠吃来缓解的，不要久站久坐，要多活动，促进血液循环。

吃什么能降血压？可以多吃点含钾的食物，菠菜、韭菜、芹菜，钾可以帮助调控正常血压。

高血糖的人怎么吃？首先甜食肯定是禁忌，日常的三餐一定要定时定量，尽量把米面换成粗粮，太甜的水果也不能吃，不是很甜的可以少吃一点。

三伏天多吃一瓜一豆，少吃三种瓜

多吃苦瓜。中医说苦瓜能清热消暑、养血益气、补肾健脾、滋肝明目。从西医的角度看，苦瓜的维生素含量非常高，而且对降血糖、降血脂也有一定帮助。但不少人不太爱吃苦瓜，争取一周能吃上两三次就行。

多吃黑豆。黑豆含黑豆皂苷，能提高免疫力，促进肠道健康，而且黑豆属于高蛋白食物。一两周吃一次，可以熬粥或者把炒熟的黑豆当零食吃。

要少吃的三种瓜，分别是西瓜、香瓜、甜瓜。夏天要是能来块冰西瓜，那肯定很舒服，但是咱们切忌贪瓜，这些瓜的含糖量太高，吃多了血糖可就要顶不住了，一次吃一两块就可以了。

逐渐减盐降三高

想要身体健康，有个非常简单的方法，不花一分钱，就看您自己能不能做到，那就是吃得清淡一点：少盐、少糖、少油、少辛辣。

一开始大家肯定吃不习惯，会觉得菜没味道，不要一次性少那么多。如果我们平时炒菜放两勺盐，那今天我们就放一勺半，等适应了一段时间，再减到一勺，再过段时间，减少到半勺。其他的调料也一样，慢慢把自己的口味变清淡。这样一段时间下来，糖尿病、高血脂、高血压等很多其他疾病的概率都会下降。日常再适当锻炼一下，心情愉悦一点，身体怎能不健康呢？

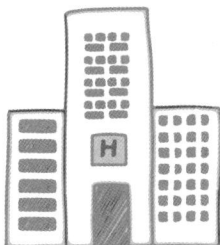

三个技巧控糖控盐

人生酸甜苦辣咸，甜和咸这两样，一定要多控制一下。甜和咸分别代表了糖和盐。糖和盐摄入过多的危害就不用多说了，三高、糖尿病、心梗、脑梗等很多疾病都与此有关。目前成人标准是糖量一天不超过 50 克，盐一天不超过 6 克，可每天这么算根本算不清，其实您只要遵循以下几点，就基本不会过量。

1. 带糖的饮料和甜食一定要少吃。可乐、雪碧、糖果、巧克力这类，一周最多吃一次解解馋。

2. 一日三餐也要注意，特别是主食，米饭、馒头、面条属于碳水，吃进去后就会转化为糖。三餐多吃点菜，不要主食吃一大堆，菜不吃几口，比例最好是主食占四分之一，菜占四分之三。

3. 控制盐的摄入就要简单得多，如果您本身口味已经很淡了，就不用改变，口味比较重的，每天做饭放的盐逐渐减量，可以逐渐减少到原来的一半。

大家要是能把甜、咸控制好，疾病会减少很多。

无碘盐和有碘盐到底该怎么吃

缺碘容易引起甲状腺肿大，也就是所谓的"大脖子病"，重度缺碘还容易影响孩子的大脑发育，引起智力低下，甚至出现聋、哑、呆、傻的情况。那是不是要多补碘呢？不能，因为碘过量照样会引起甲状腺问题——甲状腺功能减退。

那么，无碘盐和有碘盐应该买哪个？

如果您家里经常吃海带、紫菜、带鱼等海产品，就主要吃无碘盐，因为这些食物里面富含碘，但最好也备上一袋有碘盐，不吃海带、紫菜的时候，就偶尔用用碘盐。如果不怎么吃补碘的食物的话，就要吃碘盐了。

盐的量也要注意，成年人一天摄入盐量不超过 6 克（一个啤酒瓶盖的量），吃盐是一件很小的事情，但是它会在很大程度上影响我们的健康。

冬天吃些什么好？

"小人参"白萝卜，含有丰富的维生素 C 和膳食纤维，能助消化，预防便秘。

红薯和板栗是冬季的好搭档，特别是板栗里面的不饱和脂肪酸，有利于我们的心脑血管健康。

菠菜含丰富的铁，很多女性患有缺铁性贫血，多吃点菠菜是很好的，但是吃之前记得焯水，以去除里面的草酸。

鲜莲藕富含各种维生素和矿物质，也是为数不多含蛋白质比较高的蔬菜。

年货健康小知识

　　瓜子一天可以吃差不多一把，最好是原味的，徐医生更推荐西瓜籽，因为西瓜籽的油脂含量比葵花籽低很多，葵花籽可是能榨油的，吃多了容易肥胖，会增加患心脑血管疾病的风险。

　　开心果含丰富的蛋白质、维生素、膳食纤维，对血管和消化也有一定好处，但要注意一次别吃太多。

　　砂糖橘中的维生素C和胡萝卜素含量特别高，而且具有健脾清肠、润肺化痰、理气补血的作用，就是吃多了后容易上火。可以用陈皮，也就是橘子皮泡水喝，或者做菜的时候放一点进去，能帮助去火。

　　甘蔗具有清热润肺止咳的好处，但是糖分太高了，有糖尿病、高血脂、高血糖的朋友要注意。

　　蜜饯及其他腌制品都不推荐吃太多，亚硝酸盐含量太高了，对身体还是有一定危害的。

　　当然，过年这几天假期，大家开心快乐最重要。但在开心之余，徐医生还是想给大家的健康把好关、护好航，帮大家兜兜底。

吃杨梅不会损害肾功能

很多人说吃杨梅会损害肾功能，严重的要做透析。其实原本肾功能正常的人是很难出现这种情况的。有人说杨梅影响血糖，但米饭吃多了也会影响血糖，西瓜、桃子、荔枝……影响血糖的食物很多，任何东西吃多了都不好，需要控制住量，一次别吃太多。我觉得做科普的目的，一是要告诉大家有用的健康知识，二是要缓解大家的焦虑，让大家生活得开心健康，不必去制造焦虑。

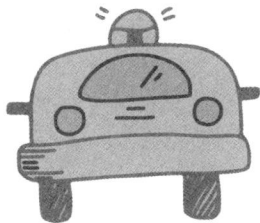

养肠胃的三个小方法

肠胃好的人，一般有几大特征：不容易有口臭、精力充沛、消化好、胃口好、不容易便秘、不容易发胖。

徐医生教大家几个养肠胃的小方法。

1. 每顿不要吃得太撑。古人说的"吃饭七分饱"是很有道理的，给胃留点空间蠕动消化。如果您是干体力活，确实是得吃得饱一点。

2. 餐后 15 分钟，用掌根顺时针按揉腹部促进消化。

3. 多吃富含膳食纤维的食物，比如谷物和蔬菜，种类很多，下表列出一些。

高膳食纤维食物

食物	膳食纤维含量 （g/100g）	食物	膳食纤维含量 （g/100g）
荞麦	6.5	西蓝花	2.7
燕麦	16	芹菜	2.4
大麦	20.1	胡萝卜	3.5
黑米 / 紫米	3.9	菠菜	2.7
南瓜	9	海带	11.3
番薯	1.6	魔芋精粉	74
土豆	0.7	香菇	3.3
玉米	2.9	银耳	30.4
笋	2.8	木耳（湿）	2.6

食物能放冰箱多久

接下来的内容非常重要：食物该放冰箱多久。

1.鸡蛋。熟的水煮蛋冷藏最好不超过 5 天，生的鸡蛋冷藏不超过 50 天。

2.牛奶。在保质期内，鲜牛奶最久冷藏 7 天，开封后为 3 天。保质期 6 个月、12 个月的一直放到保质期结束都可以。

3.肉类。各种鸡鸭牛羊猪肉，冷藏不要超过 72 小时，冷冻要在 270 天内。

4.蔬菜。冷藏不超过 7 天。

5.剩菜。荤菜最好只放一天，素菜放半天，米饭、馒头这类主食可以放一到两天。放在冰箱里的剩菜也一定要加热过后杀菌再吃，冰箱里面的李斯特菌、沙门氏菌对人体危害非常大。当然，最好是不吃隔夜菜。

只要不过敏，鸡蛋牛奶最补钙

不要迷信昂贵的营养品，2021年中国疾控中心给出的蛋白质含量前十名的食物，其中，前三名分别是鸡蛋、牛奶、鱼肉，后面依次是虾肉、鸡肉、鸭肉、牛肉、羊肉、猪肉、大豆，没有燕窝、鲍鱼、海参。

排行榜作为参考就好。海鱼、海虾要多注意一点，鸡、鸭、牛、羊、猪虽说是养殖的，但是没有网传的那么恐怖，吃还是要吃的。

鸡蛋和豆类最好要吃。2022年版的《中国居民膳食指南》中提到，鸡蛋一周摄入300~350克就够了，差不多一天一个。水煮蛋和蒸蛋比较好，不太推荐煎蛋，因为煎蛋太吸油，油吃多了可不好。

牛奶只要喝了肚子没有不舒服，就没什么问题。

优质蛋白排名榜

排名	食物名称	蛋白质 g/100g （平均值）	氨基酸评分 （代表值）
1	鸡蛋	13.1	106
2	牛奶（液态）	3.3	98
3	鱼肉	18	98
4	虾肉	16.8	91
5	鸡肉	20.3	91
6	鸭肉	15.5	90
7	瘦牛肉	22.6	94
8	瘦羊肉	20.5	91
9	瘦猪肉	20.7	92
10	大豆（干）	35	63 （浓缩大豆蛋白评分为 104）

几种安全的补钙食物

很多人喝牛奶会肠胃不适，吃豆制品又怕尿酸高，会痛风，下面给大家推荐几种含钙量特别高且安全的补钙食物。

1.芝麻。含钙量非常高，特别要选择黑芝麻，三勺黑芝麻抵得上一杯牛奶。

2.无花果。它是水果里面含钙量非常高的，其他水果如红毛丹、酸枣、苹果的含钙量都不低。

3.蔬菜中有荠菜、西蓝花和甘蓝。

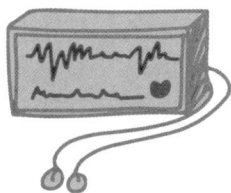

一杯牛奶＋半斤豆腐＋半斤蔬菜＝补钙 800 毫克

有三类补钙食物，日常多吃能帮我们预防骨质疏松带来的腰背痛以及全身的骨痛。

1. 豆制品。有豆腐、豆皮、豆干、豆浆、豆条等，100 克的豆腐能提供 150 毫克左右的钙。

2. 奶制品。如鲜奶、酸奶、奶酪、奶粉，一天 500 毫升左右的牛奶能补 600 毫克左右的钙。

3. 蔬菜类。芥菜、紫菜、苋菜、木耳等含钙量非常高。

也就是说，我们日常喝一杯牛奶，吃半斤豆腐、半斤蔬菜，每天摄入的钙就能达到惊人的 800 毫克，您说您还会缺钙吗？

空腹能不能喝牛奶

有些人空腹喝牛奶就拉肚子，这可能是乳糖不耐受，再加上牛奶是凉的，胃受刺激自然就容易拉肚子。

另外，空腹状态下，血糖会偏低，这时候喝牛奶，身体会优先把牛奶里面的乳蛋白转化成葡萄糖来满足身体需求，再加上牛奶是液体，会快速通过胃肠道，这就会造成很多营养被浪费掉。

所以，只要平时喝牛奶没有肠胃不舒服，再加上很饿了，是可以空腹喝牛奶的，没有太大问题。

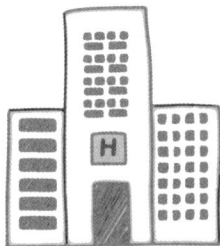

烧煳的菜为什么会致癌

大家多多少少会遇到烧煳菜的情况，很多人说烧煳的菜不能吃，会致癌，下面给大家科普一下相关的知识。

烧煳了的菜容易产生一种叫苯并芘的一级致癌物，很多烧烤、油炸食物也都会产生这种物质，这也是为什么很多人说烧烤可能会致癌。

除此之外，很多烟熏的食物中也会有苯并芘，熏鱼、熏肉，还有街边油炸摊子长期不换的油。

食物如果不是煳得很厉害，只是烧焦了一点点，可以把烧焦的部分去掉，问题不大，要是焦得很厉害，还是忍痛丢了吧。

会吃对腰突、颈突也很有帮助

目前绝大部分的腰颈椎病患者都是通过吃塞来昔布、甲钴胺来缓解症状，当我们的神经被椎间盘压迫后，就会受损，容易发炎、水肿，从而引起腰痛、脖子疼、手麻、脚麻，而甲钴胺主要就是用来修复被突出的椎间盘压迫的神经。

除了吃甲钴胺能修复神经之外，维生素 B1 和 B12 也都在一定程度上对神经有好处。

维生素 B1 可以为神经提供营养，维护神经细胞的稳定。猪肝、小米、燕麦、玉米、牛肉、核桃里面的维生素 B1 含量都很高。

维生素 B12 主要作用于损伤神经的修复和生长，含量比较高的食物有各种鱼类、贝类以及虾、鸡蛋、牛奶。如果您有腰颈椎相关的疾病，日常生活中可以有意识地多食用以上食物。

要再次提醒大家的是，这两种维生素只能起辅助作用，而且我建议通过饮食去补，吃维生素片前要问问医生，不要自己随便吃。

常吃两类食物能保护关节

人上了年纪，关节是非常容易出问题的，关节软骨的磨损、炎症等等都来了。医生一般也只能开点消炎止痛药。但除了吃药，在饮食上也可以做好以下两点。

1. 多吃坚果和籽类的食物。比如核桃、花生、杏仁、芝麻、亚麻籽，这些食物富含不饱和脂肪酸，具有一定的抗炎和抗氧化作用，能减缓关节炎的症状。

2. 多吃高蛋白的食物。因为蛋白质是我们肌肉的生长原料，肌肉力量强大了，关节间的压力和摩擦就会相对减小，在一定程度上也能预防关节炎的发生。高蛋白的食物可太多了，最推荐鸡蛋、牛奶，然后就是鸡、鸭、鱼、虾这种白肉。

那每天吃多少呢？其实这个没有具体的数值，您要做的就是有意识地多去添加这些食物，然后长期坚持，再加上适当的锻炼就可以了。

糖尿病人不要吃这三种早餐

1. 纯白粥。因为白粥比较好消化，吸收比较快，所以升糖也就比较快。

2. 煎炸食物。比如油条、煎饺、煎包，这种食物吸油太厉害，不仅容易让血糖升高，而且对血脂也有影响，不利于血管健康。

3. 糊状的食物。芝麻糊、面糊糊等等，因为磨碎了会被更快吸收，就容易升血糖。

徐医生自己的早餐主食一般以玉米、红薯、山药、包子为主，量根据自己的需求来，鸡蛋一个，牛奶或者豆浆一杯，这样的早餐是比较健康的。

益气养血的粗粮扶正粥

给大家介绍一款由红豆、糙米、薏米、芝麻组成的扶正粥，有健脾补肾、益气养血的功效。

从西医的角度看，以上几种食物都属于粗粮，对血糖比较友好，芝麻含钙量也比较高，粗粮还能促进消化，是养生粥中特别好的选择，它的做法也非常简单。

首先，准备红豆、糙米、薏米、黑芝麻、红枣，还有山药，量平均点儿就行。

红豆、薏米、糙米先要泡 2 个小时左右，泡好后放到锅里，水加到两个半到三个指节的高度就差不多了，先煮 10 分钟，同时可以处理山药和红枣。红枣去核，10 分钟到了，把山药、芝麻、红枣一起放进去，再煮 30 分钟左右。

如果您平时上班早晨没时间弄，可以在前一天晚上把食材泡过夜，然后直接用电饭煲煮。

除了扶正粥之外，早餐还可以加个白煮蛋，这样营养更均衡。

中医西医都说好的五红汤

五红汤的"五红"分别是红枣、红皮花生、枸杞、红豆，再加上红糖。

中医认为五红汤可以补气养血、健脾暖胃，在西医看来，这个汤里各种材料的维生素 A 和维生素 C 含量比较丰富，而这两样能帮助抗氧化、促进铁吸收、减少黑色素的沉积，在一定程度上帮助美白。

做法：红枣 10 颗，花生 20 粒，红豆一小把（大概 30 克），花生和红豆要泡水过夜，这几样先一起下锅煮透，再放十几粒枸杞（约 10 克），一块红糖，几分钟后就可以喝了。

要提醒女性朋友的是，五红汤在经期最好不要喝，可能会导致月经量变多。糖尿病患者也不要喝，毕竟里面有红枣和红糖，是会有点升糖的。

这样选钙片不花冤枉钱

好多人在买钙片时上当花冤枉钱，这要如何避免呢？

首先，药店推销员极力推荐的包装精美、这好那好的钙片，不要轻易买。先要看钙片是不是有 OTC 标识，还要看它成分表里含不含维生素 D，如果这两样都有，基本没什么大问题。

其次，钙片分有机钙和无机钙。无机钙主要是碳酸钙，含钙量高，价格便宜，但是不太好吸收，对胃肠道有一些刺激。有机钙一般就是葡萄糖酸钙、柠檬酸钙、乳酸钙，这种钙片含钙量稍低，但是好吸收，对胃肠道没有刺激。肠胃好的人可以选无机钙，肠胃差就选有机钙。

植物油、动物油这样吃最健康

花生油、葵花籽油、大豆油、猪油……这么多种油，到底用哪个？

首先，这些油可以分成植物油和动物油两类。

顾名思义，一种是从植物的果实、种子中提炼出来的，像花生油、葵花籽油、亚麻籽油。另一种是从动物脂肪里提出来的，比如猪油、牛油。

两者最主要的区别是饱和脂肪酸和不饱和脂肪酸的比例不同。植物油一般含不饱和脂肪酸高一些，动物油饱和脂肪酸高一些，而不饱和脂肪酸对我们的血脂以及心脑血管健康都是有好处的。

所以，您适合吃什么油要根据自身情况来定，如果您本身有三高或者心脑血管方面的疾病，就要尽量选择植物油，因为植物油不饱和脂肪酸含量高，对我们心脑血管健康好一些。如果本身没有三高或者心脑血管疾病，您喜欢吃哪种就吃哪种，不过吃油的量要注意一下，不论植物油还是动物油，吃多了对健康都不好，成年人一天一般不超过30克，大概就是家里的白瓷勺2~3勺。

自制健康电解质水

徐医生教大家做一个"夏日解暑水",也叫电解质水,非常健康。在炎炎夏日,可以每天做一壶,全家人都能喝。

1. 烧开的水放凉,但记住不要放冰箱,我们的胃喜温不喜凉,胃受刺激会不舒服。

2. 一定要放盐,因为夏天我们会流很多汗,就会导致身体里缺钠,盐可以帮我们补充大量的钠,放的量方面,只要尝不出明显的咸味就可以了。

3. 放 3~5 片鲜柠檬。柠檬里面有大量的维生素 C,而且能生津止渴,但是一定要记住把柠檬里面的籽去掉,不然会有点苦。

4. 放 1~2 勺蜂蜜,帮助补充糖分,也能让味道变好一些。搅拌均匀就能喝了,特别解渴。

红酒、洋葱、木耳不能软化血管

有人说红酒、洋葱、木耳、醋能软化血管，也有人说软化血管相关的说法都是骗人的，其实这些话都不够全面。

血管硬化分两种。

1. 自然老化导致的血管硬化。当人上年纪以后，血管当然也会随之老化，出现大家所说的血管硬化现象，这种自然衰老导致的硬化吃任何东西都没用，因为没有人可以返老还童。

2. 自身不良习惯导致的硬化。这类硬化如果能改变饮食和生活习惯，确实能在一定程度上恢复血管的健康。比如之前一直重油重盐、久站久坐不运动，好好控制一下，血管就会变得健康起来。

但是前面说到的红酒、洋葱、木耳都是不能软化血管的。市面上说能软化血管的保健品基本都是骗人的，大家不要相信，真正能让我们血管健康的，是好的饮食习惯和生活习惯。

好牛奶标准大百科

1. 什么才是好牛奶？

配料表里只有生牛乳的，不要有任何添加，蛋白质含量 3.0 克以上，能到 3.2 克最好，钙的含量要到 100 毫克，优质奶能到 120 毫克。超市里的大牌子基本都能达标。

2. 脱脂牛奶和普通纯牛奶喝哪个？

脱脂牛奶说白了就是去除了脂肪的牛奶，但是去除脂肪的同时也丢失了很多脂溶性维生素。有三高的人就喝脱脂牛奶，减少脂肪摄入，没有的就喝普通纯牛奶，营养更丰富。

3. 巴氏杀菌奶有什么不同？

巴氏杀菌奶比普通牛奶多保留了一些营养，但是价格一般更贵，保质期也更短。

4. 奶粉和纯牛奶哪个好？

两者其实差不多，奶粉也是牛奶加工而成的，只是加工过程中多少会损失一点营养成分，而有些奶粉会额外添加钙和各种维生素，变成高钙奶粉或者老年奶粉。

三个关于鸡蛋的真相

有些人只吃蛋黄，有些人只吃蛋白，还有人说吃鸡蛋会增加胆固醇，让血脂升高，堵塞血管，使得很多血脂高或者有心脑血管疾病的朋友不敢吃鸡蛋，真相到底是什么呢？

《中国慢性疾病防治指南》中总结了三个关于鸡蛋的真相。

1. 与不吃鸡蛋的人相比，每天摄入不超过一个鸡蛋反而可以降低患心脑血管疾病的概率，也就是说有心脑血管疾病的人吃鸡蛋没有问题。

2. 鸡蛋最好就是水煮蛋，做法越简单越好，少放盐、放糖、放油。特殊的蛋（皮蛋、咸蛋）要少吃。

3. 不要再把蛋黄扔掉了，因为蛋黄的营养比蛋白更高，有各种微量元素，其中铁含量更是蛋白的 4 倍左右。可不要再因为蛋黄比较干，就浪费掉了。

不同的水果怎么洗才干净

大家都害怕现在的水果有农药残留，所以我们洗水果不能只是随便冲一冲，那水果怎么洗才干净呢？

1. 葡萄、提子、樱桃、蓝莓、枣、小西红柿等小个儿的，可能连皮一起吃的，放在碗里，加两勺淀粉，泡 5 分钟，这样上面的脏东西都会被淀粉粘下来。

2. 桃子、苹果、杨梅、梨等大个儿的：桃子可以撒点盐搓一搓，上面的毛很快就下来了，苹果、杨梅、梨加两勺盐泡 5 分钟。

养血活血的四物汤

四物汤可以起到养血活血的作用。这四物分别是当归、白芍、川芎和熟地黄，每种药 8 克左右，一起煮水喝。

注意事项：孕妇、哺乳期以及经期量比较大的人都不适合喝。儿童和有高血压、糖尿病、肝肾病的老人，一定要在医生的指导下喝。

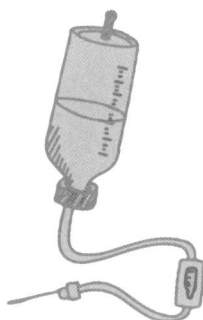

吃得丰富补得就丰富

想补铁吃什么？多吃点菠菜和猪肝。

补钙吃什么好？芝麻、牛奶、豆制品。

补维生素 C 吃什么？柠檬、橙子、猕猴桃。

补维生素 D 吃什么？鸡蛋、鸭蛋来一点，猪肝、牛肝、鹅肝来一点。

那补膳食纤维吃什么呢？红薯、玉米和糙米。

胡萝卜素可以帮我们防止血管硬化，降低胆固醇和血压。补胡萝卜素——当然要多吃胡萝卜。

"千滚水"不能喝是假的

有些家庭群里转发的健康知识不一定对。

1. 反复烧开的水"千滚水"不能喝，隔夜水不能喝。不对！

已经有研究表明，水烧几十次跟正常的水基本是一样的，完全可以喝，咱们有时候熬汤一熬就是几个小时，不也照样喝。

以前说隔夜水不能喝，是因为保存环境和装水的容器不好，容易有灰尘或者小虫子，现在卫生条件好了，所以放心喝，水可以熬夜，人别熬夜就行。

2. 降压药伤害身体、影响寿命，能不吃就不吃。不对！

降压药确实存在一些副作用，但目前正规的降压药都是经过严格审批的，副作用是可控的，而且副作用相比高血压带来的危害，根本不值一提，大家一定要遵医嘱，不要随意停药或者换药。

3. 有结节代表会得肿瘤或癌症。不对！

不要被营销号吓到，乳腺、肺、甲状腺等很多部位都会长结节，非常常见，如果在医院查过没问题，您就当长了个痘，别太焦虑。

05

当意外发生时

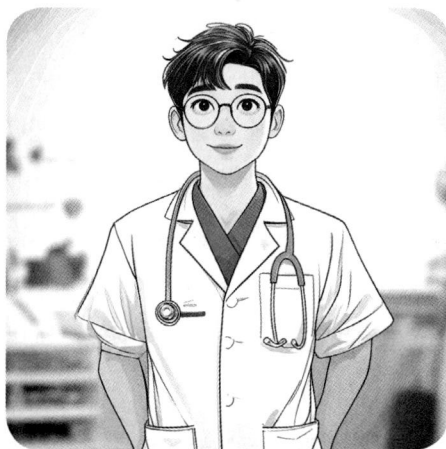

烫伤后这样处理最妥当

厨房是最容易发生烫伤的场所，炒菜的热油溅到手上、开水倒在身上的事情时有发生，特别是家里有孩子的，一定要学会正确处理烫伤。

首先，烫伤之后要立刻用凉的自来水去冲烫伤的部位，水流不要太大，不要抹香油、牙膏、盐之类的东西，一直冲 5~10 分钟，让烫伤部位快速降温。

如果没有起水泡也没有破皮，只是稍微有点红肿，用凉水或冰块处理，问题也就不大了。万一起水泡或者破皮，一定要注意别让脏东西覆盖上去，不然很容易感染，以后可能会留疤。应该先把烫伤部位的衣服慢慢脱下来，继续用凉水冲 10 分钟左右，然后用干净的衣服或者纱布盖住。

如果烫伤非常严重，衣服和皮肤都粘连了，就不要强行脱衣，用水冲过之后，直接送医院。如果烫伤面积只有一点点，去药店买点烫伤药就可以了。

最后，烫伤后如何尽可能地不留疤。

烫伤愈合的时候，一定要保持伤口处干净，伤口不干净就容易感染，一感染就容易留疤。可以用一些医用祛疤的膏药，在结痂的时候不要去抠，让它自然脱落。

如何把摔倒的伤害降到最低

两个脊髓损伤导致瘫痪的病人，一个自家修围墙，从一米高的墙上掉下来，另一个在茶山上摔了一跤。虽然手术都很成功，但是徐医生一定要提醒大家两点。

摔倒的时候尽量手抱头，这样能给脖子和头一定的缓冲，不至于那么容易伤到脊髓。伤到胳膊、腿最多骨折，伤到脊髓可就严重得多了。

摔倒都是下意识的，很难迅速做出抱头一类的保护动作，但我们可以做好摔倒后的注意事项：

人不要马上扶起来，一定要躺着休息一会儿。其他人也不要围成一堆，把空间让出来，让摔倒的人能更好地呼吸空气。

如果出血了，就拿块干净的东西按压止血，然后问问伤者哪里疼、哪里不舒服。没有问题的话，过 5 分钟再慢慢扶起来。

如果伤者感觉很疼，甚至人已昏迷，一定要马上送到医院。

当然最好还是预防摔倒，穿防滑一点的运动鞋，走慢一点，小心一点。

老人摔倒，千万别马上扶起来

老人身子骨弱，摔跤后每一个正确处理的步骤，都会增加老人活下来的概率。希望大家永远用不上，但是一定要会。

千万不要马上把人扶起来，因为身体还没有缓过来，马上起来会增加脑出血的风险。

判断摔倒者的意识是否清醒。

1. 如果意识已经不清了，就要看有没有出血，有出血的话用干净的布或者纸按住止血，防止失血过多。再看嘴里是不是有异物，昏迷状态的时候一定要保持患者呼吸道的通畅，避免窒息，接着继续检查是不是还有呼吸和心跳，如果没有应该马上拨打急救电话，同时进行心脏按压和人工呼吸。这个操作比较专业，不会的话，120 的接线员会教你，在这个过程中等待救护车来就可以。

2. 如果摔倒的人还有意识，我们要马上询问他对摔倒是否还有记忆，如果没有记忆就要立刻拨打 120，因为这时候脑血管可能会出现问题。还要注意有没有头痛、口角歪斜、言语不利、手脚无力等情况，它们提示可能会脑卒中。不要扶老人起来，让老人平躺着就好，然后打 120，等待急救。

快速缓解半夜抽筋

随着年纪的增长，腿经常会抽筋，特别是在半夜，突然就抽起来，徐医生教大家一个快速缓解抽筋的小方法。

我们一抽筋，就把腿伸直，用手扳脚尖，保持一小会儿就好了。

但这治标不治本，只能在抽筋的时候缓解一下，并不能从根源上解决抽筋问题。缺钙、太劳累、腿部受凉、血液循环不好，都可能导致抽筋。如果经常抽筋，一定要去医院查查看是什么原因，然后再对应处理。

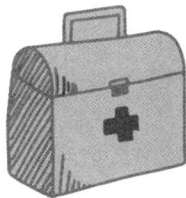

预防熬夜猝死，要这样保养

熬夜会导致神经衰弱、记忆力和免疫力下降、内分泌失调、消化功能紊乱、高血压、高血脂、糖尿病、心慌、心悸等等。为什么现在那么多猝死的人？因为熬夜真的很伤身体。所以尽量不要熬夜，偶尔熬夜后，也要学会在第二天保养一下身体。

1. 早餐一定要吃，而且尽量吃些好消化的，如粥、面条、馄饨。

2. 中午要睡午觉，哪怕睡半个小时都会让精神好很多。

3. 多喝水，少吃油腻、辛辣食物。

4. 不要做剧烈运动。

大家早点睡，有个健康的身体比什么都重要。

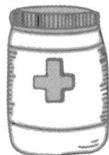

各种跌打损伤如何在家处理

大家日常总会遇到腰扭了、脚扭了等各种跌打损伤。碰到这种情况，在家怎么做能好得快一些呢？

首先，不论是哪个部位扭伤，腰也好，脚也好，一开始肯定特别疼，还容易肿，此时叫作急性期，不可以热敷，要冷敷，在6小时内用毛巾包住一些冰块或者将毛巾浸冰水，在扭伤疼痛的部位冰敷10~20分钟，这样可以消肿止痛。就算怕冰，也要忍耐一下。

冰敷后，不要去尝试活动受伤的部位，以免造成二次损伤。48小时急性期内，可以在医生的指导下，配合使用一些消肿止痛的药物，比如消痛贴膏。如果超过48小时，就尽量贴着膏药，湿敷剂型的膏药可以防止进一步的水肿和出血，加速恢复，每天的贴敷时间不宜太长，6~8个小时即可，以免引起皮肤敏感。休息2~3天，如果没有明显的好转，就要去医院看看是不是伤到了骨头、韧带等。

快速缓解晕车的方法

我们的耳朵里有一个叫前庭的器官，负责感知身体的运动状态，帮助保持身体的平衡，车子在启动、刹车和转向的时候，前庭器官都可以感知到，但在同一时间，眼睛所看到的往往是车内静止的样子，这种情况下，大脑从两个器官处接收的信号完全不一样，就容易混乱，从而引起晕车。既然知道了晕车的原因，问题也就好解决了。

第一，闭着眼睡觉，让眼睛减少接收的信号，或者坐在副驾驶，认真看着前面的车况，假装是自己在开车，让眼睛感受到车辆运动的信号，都可以帮助缓解晕车。

第二，脖子可以靠着 U 型枕，避免脑袋晃来晃去，能帮助减少前庭器官受到刺激，缓解头晕、恶心的情况。

第三，有些人一闻到车内的味道就头晕，可能是对皮革、香水、食物的味道比较敏感，可以提前准备些橘子，闻闻橘子皮的味道对缓解晕车也很有帮助。

如果还是特别难受，徐医生教您一招快速缓解头晕、恶心：用一只手的大拇指按压另一只手的虎口处，这在中医里叫做合谷穴，每次按压 10 秒左右后松开，换另一只手，重复 3 分钟左右。希望这些方法能帮到您。

06

强直性脊柱炎并非"不死的癌症"

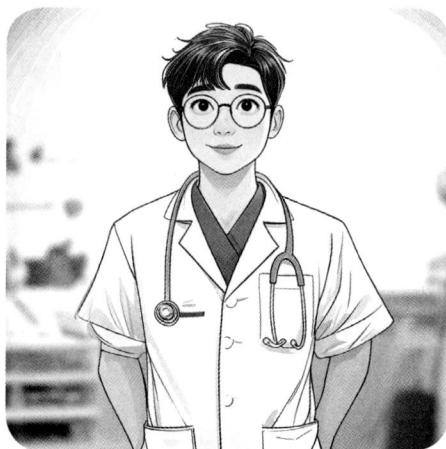

三步测试强直性脊柱炎

如果您感觉屁股或者下腰背部疼，晚上疼痛更明显，早上身体僵硬，甚至背越来越驼，来通过以下三步做一个强直性脊柱炎的小测试。

1. 正常站立摆臂走路，脊柱也是会跟着旋转的，如果整个身体不怎么动，只是手臂单纯地在摆，就要注意了。

2. 弯腰 90 度，然后看整个背部是否有弧度，正常脊柱是有弯曲的弧度的，如果是平的情况就不太好了。

3. 盘腿坐下，然后用手压膝盖，看看髋关节会不会有疼痛感。

如果有以上这些情况，徐医生强烈建议去医院做个检查，因为强直越早控制，对脊柱的伤害就越小。

得了强直性脊柱炎别焦虑

强直一开始症状并不明显，主要就是屁股疼，半夜疼醒，翻身困难，早晨僵硬，活动不开，慢慢从屁股向上延展到整个脊柱，到腰部、背部、颈部。同时损害这些部位的椎体、椎间盘和周围的韧带，然后脊柱变形，脊柱的活动功能逐渐丧失，在重力的压迫下，受损的脊柱会逐渐弯曲，慢慢出现驼背的情况。

强直性脊柱炎的患者目前是无法治愈的，只能通过药物、锻炼来控制病情。因为强直性脊柱炎的炎症主要堆积在关节腔里面，而我们的关节腔外面包裹了一层滑膜，想要消炎就要穿过这个滑膜，而我们口服的一些消炎药经过血液稀释，能进入关节腔的就很少了。

如果大家得了病也别太过焦虑，因为强直的病情高峰是在20~30岁，过了这个年纪，病情一般就开始慢慢消退，但在发病期给脊柱造成的伤害还是会留下来的，所以说有强直的朋友，一定要在病情的高峰期好好锻炼、保守治疗，最大程度上降低强直对我们造成的伤害。

强直性脊柱炎是如何诊断的

强直的检查大概可以分为四个步骤。

1. 查体。来过徐医生门诊的朋友都知道，我会在患者身上这里压一压，那里捶一捶，就是为了通过不适的部位和程度，来初步判断病情。强直早期一般是骶骨和下腰部疼痛，脊柱和胸廓的活动度都会受到影响。

2. 通过磁共振或者 CT 来进一步确诊。如果年纪比较轻，不到 30 岁，而且疼痛的时间不长，推荐做磁共振检查。如果年纪大一些，则推荐 CT，因为早期骨质还没有被破坏，只是一些炎症，CT 是看不出来的。

3. 查血。主要看 HLA-B27 的指标，这是强直最常用的检测指标，如果这个指标阳性了，强直的可能性就比较大了。

4. 把所有的检查结果综合起来，这样才能比较准确地判断是否有强直，再去对应处理。目前也有不少骗子，声称能治强直，大家还是要擦亮眼睛，避免被骗。

有效控制强直性脊柱炎的四步治疗法

徐医生最讨厌散播焦虑了，一些得了强直的人，已经很糟心很难受了，一搜索强直都说是什么"不死的癌症"，别说大家了，我看到了都害怕。确实，强直目前不能根治，但是日常做好保守治疗，别任其发展，还是能控制好的，大家别害怕。它和高血压、糖尿病一样都属于慢性疾病，只不过它是慢性炎症。徐医生这里就完整地教一下大家强直的保守治疗该怎么做。

一共分为四步。

1. 一般治疗。比如睡觉的时候尽量仰睡，让脊柱保持水平，不要扭曲。日常的坐姿、站姿需要脊柱长时间扭曲的都要尽量避免。

2. 药物治疗。主要是一些非甾体类的消炎止痛药，如塞来昔布、双氯芬酸、洛索洛芬等，来帮助止痛以及抑制炎症，目前也有针对强直的生物制剂，能非常有效地控制强直的进展。

3. 物理治疗。比如自己在家就能做的热敷，能促进血液循环，放松肌肉，减轻疼痛。同时做一些有针对性的锻炼，这一步是非常重要的，能帮助保持脊柱的生理弯曲、胸廓活动度，防止畸形。

4. 其他治疗。比如正规中医院的针灸、推拿，这不是所有人都适合做，做了之后感觉有效果，就可以继续，如果一直没效果或者疼痛加重，就要及时停止。

不注重治疗强直性脊柱炎会诱发的并发症

强直是一种慢性且全身性的炎症反应疾病，不只会伤害脊柱，还可能会诱发一些并发症，比如眼部病变，如急性前葡萄膜炎、急性虹膜炎；心脏病变，如主动脉瓣异常、心传导系统的异常；还有一些少见的肾功能异常、间质性肺炎等。日常要重视保守治疗。

首先，饮食上没有特别需要忌口的，油腻和辛辣食物、烟酒控制一下就行，同时多吃一些海鱼肉、绿色的蔬菜，奶也要多喝。

强直要多锻炼，这个锻炼尽量以拉伸运动和有氧运动为主，跑步、游泳、八段锦都可以，最好不要进行强度很高的锻炼。

日常坐姿和站姿肯定是要多注意的。刷牙的时候可以挤好牙膏站直了刷，不要一直弯着腰。

最后，咱们别因为这个病一直情绪低落，好的心情也非常重要。希望大家一直都健健康康的。

强直性脊柱炎的康复动作

就算没有强直，日常腰背颈部酸痛的时候做一做这两个动作，也能帮助缓解一下疲劳。

两个动作，一个是站立的，一个可以躺在床上做。

1. 站立的。双手交叉，手心朝上伸展，同时踮脚，最终身体要有一个倒 C 的弧度，有点类似八段锦其中的一个动作，如果您会八段锦，日常做做也很好。

这个动作能帮助拉伸脊柱，放松肌肉，一开始每天早晚各 3 分钟，熟练后根据自己的情况，慢慢延长时间。

2. 平躺的。身体尽量放松，双手尽力向上摸，头也后仰，同时脚也要向下拉伸，感觉整个身体都是被拉伸的状态。时间根据自己的情况调整就好。

07

女性的日常保健

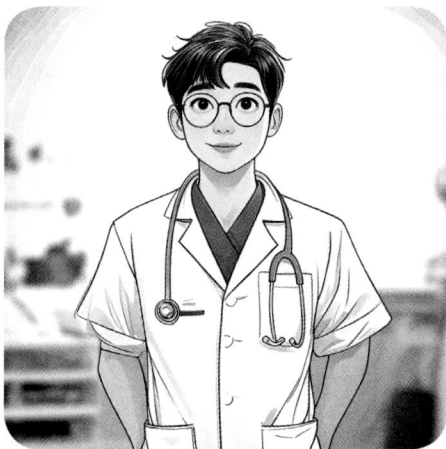

关于月经的知识

徐医生虽然不来月经，但是对月经相关的知识非常了解。

首先，经期关注的就是来月经的时间和月经量，正常情况下，两次月经时间间隔一般在 21 到 35 天，并不是刚好一个月来一次，每次月经的时间在 4 到 6 天，初期的两到三天量会比较大，后面几天会慢慢减少。需要注意的是，月经的时间不要突然延后、提前或者量不要突然增多、减少。

您知道女人一生会有多少次月经吗？大概是 400 到 500 次。

一次月经期后会有一颗卵子排出，女性体内一共有 400 到 500 颗卵子，全部排完之后会逐渐开始停经。停经年龄通常是在 45 到 55 岁，如果过早停经，就要小心卵巢早衰或者子宫有关的疾病了。

那经期有什么需要忌口呢？有些人说不要吃辣的，不要吃凉的，其实都有点片面，因为有些姐妹随便吃点东西都会拉肚子，或者痛经痛得更厉害，有些人则可能一点反应都没有，需要根据自己的情况来做判断，况且情绪也是很重要的，如果真的想吃什么东西，吃了能开心一点，那就吃，情绪好了经期往往也会顺畅很多。除此之外，平时也有很多注意事项，比如裤子不能太紧身，要透气。我们很多时候重心放在孩子、父母身上，但也要好好爱自己。

女性被月经影响的一生

12 岁到 16 岁第一次来月经时，女性被月经影响的一生也就开始了——开始有了痛经的感觉，雌激素开始催化，卵巢和子宫开始发育。初潮的时间过早或过晚都会影响身体发育，同时对心理、生理产生一定的影响，但很快，月经逐渐变得规律，女性开始进入一段长达三十几年的育龄期。

40 岁左右，女性的雌激素水平到达了一生中的巅峰，雌激素会给心脑血管、泌尿系统、卵巢、乳腺还有整个身体的代谢提供很大的保护。很多月经不规律、雌激素水平不稳定的女性，会在这个阶段频繁地生病。来到 45 岁，女性的身体开始衰老，雌激素水平消退、月经慢慢变少，甚至陆陆续续停经，这代表着女性进入了从育龄期向绝经期的转变，此时也叫围绝经期，一般会持续到 55 岁左右。这个时间段很多女性非常痛苦，开始失眠、多梦、心悸、胸闷、焦虑，各种疾病发生的概率升高。这个时候最重要的就是放平心态，少生气，减少情绪波动，同时根据自身情况，在医生的指导下补充一些雌激素。度过了这个阶段也就来到了老年时期，女性身体内的雌激素已经微乎其微，飞快地衰老，骨质疏松，身体开始频繁出现问题，越来越力不从心。

女性的一生都被月经贯穿和影响，希望男同胞看到后，也能在女性不同的生命周期去体谅她们。

老婆痛经，给她煮个暖胃汤

用料：两个鸡蛋、枸杞一小把、生姜几片、去核红枣几颗，红糖两勺。

做法：水烧开，红枣和生姜煮 3 分钟，然后下红糖和枸杞，再把鸡蛋打下去。鸡蛋含蛋白质比较高，其中的蛋黄营养也很多。红糖、红枣中和一下生姜的辛辣，而且经期容易情绪不好，吃点甜的心情会好一点。

经期注意事项：不要剧烈运动，散散步、做做操是可以的。尽可能不要太闷热，裤子尽量穿得宽松一点，以减少细菌的滋生。尽量多吃含蛋白质和含铁的食物，鸡蛋、瘦肉、猪肝、菠菜都可以。

男士们的最后一个注意事项：少惹妻子生气。

一个动作使手脚不再冰凉

在西医的认知中，手脚冰凉有很多原因，比如贫血、低血糖、低血压、末梢神经有问题等等。大家要是有以上问题，就去医院对症处理。

当然，我们也可以采用中医的一些做法，做做下面的动作。

中医解释手脚冰凉，是说人的阳气不足，气血运行不畅，有个动作叫"升阳"，非常简单，就是踮脚的同时手向下抓，每天做三组，早、中、晚各 1 分钟。长期坚持，可以改善手脚冰凉的情况。

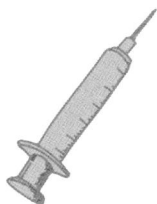

注意三点，选好卫生巾

我的购物车里一直有卫生巾，平时记得老婆来的日子，快用完了就下单。

卫生巾在选择上还是有讲究的，要是没选好，可能会导致闷热、瘙痒、过敏，甚至引发妇科的炎症。在选择卫生巾上有三个技巧分享给大家。

1. 看材质。最应该关注的是卫生巾的材质。网面、棉柔、纯棉等不同材质的使用感受都不同，容易过敏、长痘痘体质的女性，就选择纯棉材质；如果是怕闷热、喜欢干爽一些，就选择绵柔网面这些足够透气、干爽的。

2. 无论是在线下的商场，还是在网上下单前，都要看一下包装，不要有香精、荧光剂、染料的，生产日期也尽量别隔太久。

3. 不要一次囤好多包。因为天气潮湿的时候，卫生巾容易受潮，产生一些您看不到的霉菌。最好是这个月用完以后再买下个月的。

有结节牢记两点：别害怕、莫生气

很多人在检查单上一看到"结节"两个字就害怕。

其实，像乳腺结节、肺结节、甲状腺结节等很多结节问题都不大。结节不等于肿瘤，更不等于癌症。结节是非常常见的，只要查过没什么大问题，甚至都不需要治疗。

这时候要做的就是保持好的心态，吃不香、睡不好、胡思乱想引起负面情绪，是会增加得结节的概率的。

人生没有那么多放不下、过不去的事情，很多时候需要您跟自己和解，另一半或者孩子惹您生气，随他们去。记住：莫生气、莫生气，气坏身体无人替。希望大家每天都要开心哦。

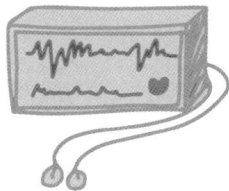

女性的膝盖会比男性早坏十年

很多女性在三四十岁膝盖会开始出现各种问题，有如下原因。

女性的盆骨一般会比男性的要宽大一些，更容易导致膝盖内扣，就是膝盖会往中间内旋，这样膝关节磨损就会更加严重。

同等情况下，男性的肌肉力量会比女性更强一些，这也是女性的膝盖比男性的老化得更快的原因之一，所以日常一定要多锻炼，把肌肉力量练起来。

高跟鞋也会导致膝关节的受力增加。

日常的家务活女性做得多，也会影响膝关节。膝关节积液，滑膜炎，软骨和半月板损伤，都是这样日积月累出现的。

所以男性朋友一定要体谅您的妻子，女性朋友也要在平时对自己的膝盖上点心。

更年期越焦虑症状越重

门诊经常会有绝经的朋友来咨询，说身体总是不舒服，心烦意乱，睡不好，很多人检查出来都是更年期的原因。45~55岁就到了更年期，在这个年龄，有一些需要注意的事情。

1. 一定要保持好的心情，越焦虑更年期的症状往往就越重。可以找一个爱好来分散自己的注意力，跳舞、唱歌都行。

2. 补钙。特别是绝经后，钙流失越来越快，很容易出现身上这里痛、那里痛的情况，日常的饮食、额外的钙补充剂都可以，再加上一些户外运动，帮助强壮骨骼和肌肉，而且运动后，精力消耗掉了，晚上也不容易失眠。

如果症状真的很严重，可以在医生的指导下补充一些雌激素。放平心态、做好应对措施就能顺利度过。

几种对女性身体有好处的花

人养花，花也养人，下面几种对我们身体有好处的花，希望您每天都能过得健康如意。

1. 被誉为"花中皇后"的百合。它可以养阴润肺，清心安神，有些女性经常焦虑，想的事情比较多，希望对您有所帮助。

2. 薰衣草。它能帮助我们舒缓情绪、促进睡眠，比较适合睡眠时间短、睡得浅、多梦的女性朋友。

3. 芦荟。虽然很常见，但是它的好处可不少，爱美的女性朋友可以用来当面膜敷，放在室内可以净化空气，营养也很丰富，很多吃食里面都有芦荟，最重要的就是它特别好养。

最后，就是女性朋友自己——姐妹花。养好自己是最最重要的，少生气、多锻炼、好饮食，那您还能不健康吗？

08

胖瘦不重要，健康才重要

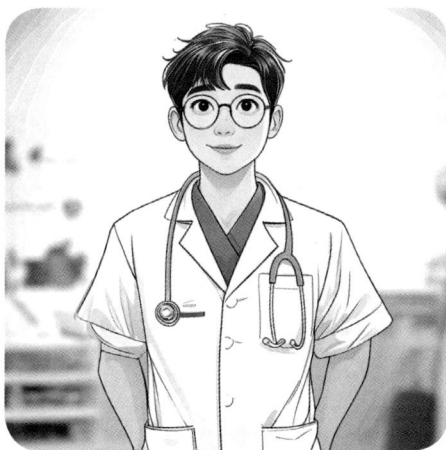

"微胖" 才是最佳体态

从专业的角度来看，人稍微胖一点，腰间要有点"小肉肉"比较好。因为得了重大疾病在医院能撑得比较久的大多是较胖的人。偏瘦的人身体脂肪含量低，能消耗的能量少；胖人的脂肪相对多，更耐消耗。但是人也不能过胖，因为太胖会增加心脏病、高血压、糖尿病的患病率。

稍微胖点的度不太好把握，下面的表格直接给出了不同身高微胖的重量，可供大家参考，少了您就多吃点，多了您就少吃点。

微胖身材对照表

身高 (CM)	体重 (KG)	身高 (CM)	体重 (KG)
150	53	172.5	72
152.5	55	175	74
155	57	177.5	76
157.5	59	180	79
160	61	182.5	81
162.5	63	185	84
165	65	187.5	86
167.5	68	190	88
170	70	—	—

想瘦身，先问自己三个问题

1. 您吃饭速度快不快？一顿饭能不能吃到 20 分钟或者 30 分钟？

已经有大量的研究证实，吃饭快的人比吃饭慢的人更容易发胖，得糖尿病和胃病的概率也会更高。

2. 您喜不喜欢憋三急？

三急是我们身体需要排出去的废物，经常憋着会让体内的毒素水平增高，对我们的肠胃运动、肾脏代谢、肝脏代谢都有很大影响，不少大腿粗、腰粗的人都喜欢憋三急。

3. 您的睡眠时间每天够不够 7~8 小时，睡得好不好？

睡眠要是不好会严重影响身体的代谢，比如原本吃一碗饭能刚好代谢掉，代谢降低后就只能消耗掉半碗饭，剩下那半碗饭就变成脂肪被身体储存起来了，慢慢地人就发胖了。

2个月健康减肥法

40岁以上的人如果已因肥胖导致膝盖、脊椎、心脑血管等相关的健康问题，还是要减减肥的。但是，非常不建议爬楼梯、跳绳、跑步等高强度运动。对40岁以上的人来说，这些运动对膝盖的伤害很大，而且很难坚持。

徐医生专门制定了为期2个月的饮食减肥法，具体方法如下：

前两周不要节食，一日三餐正常吃，不可以用水果代替晚餐，或者不吃晚餐。

这是为了维持人体的基础代谢。营养科医生说，这个非常重要。同时晚上不可以吃夜宵，饮料、油炸食品、甜食一类高热量食物也尽量不要碰，如果能坚持完这两周，基本就成功了一半。

第三、四周这两周是减肥的关键，做得好的话，一定会瘦。

主食、肉、蔬菜尽量按照1:1:2的比例吃到八分饱，当然完全精确到这个比例不太现实，尽量有意识地往这个比例靠就行。同时，把主食的一半换成粗粮，比如平常吃白米饭，那就混着一半紫米、糙米一起煮饭，要是嫌麻烦，直接换成红薯、山药、南瓜、玉米也可以。

最后加上一点点运动，比如徐医生的颈椎操、腰椎操，既不伤身体，又能帮助减肥，一举两得。

第二个月只需要在前面的基础上调整菜的做法，少放点油，多吃瘦肉、少吃肥肉基本就可以。运动您想加点就加，不想就不加。有时候实在忍不住，偶尔放纵一次吃个大餐，也不是大问题，第二天吃得清淡一些，就能调和回来。

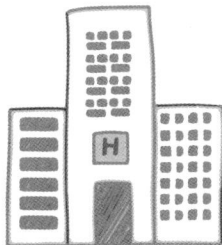

做好两件事，健康增肌

想要身体硬朗，肌肉好不好很重要，因为人全身上下都是肌肉，就连我们的心脏都是一块大肌肉。

随着年纪变大，身体的肌肉就会加速流失。下面我就教大家怎么增强肌肉，延缓肌肉的流失。

1. 多活动。不要总是坐着躺着，肌肉是越不用就越不行。打打羽毛球、散散步、跳跳舞，要是不喜欢出去，就在家做做操。喜欢唱歌的常唱唱歌，唱歌也会用到肌肉。总体来说，就是找事做，每天半个小时就够了。

2. 要吃对。蛋白质是肌肉的重要合成原料，徐医生推荐的蔬菜有黄豆、青豆、土豆、西蓝花、芦笋、香菇等。肉的蛋白质含量都很高，但是推荐大家吃白肉（虾、鱼、鸡、鸭），它们脂肪含量低，不容易增加心脑血管疾病的风险。

"16+8" 饮食法健康瘦身

觉得自己肚子太大，想局部减脂的人可能要失望了。

人是一个整体，要消耗就会消耗整体的脂肪，不存在做局部运动就只消耗局部脂肪这种事。腰腹是最容易堆积脂肪的地方。只要坚持减肥，最容易看出效果的地方就是腰和肚子。

减肥三分运动七分吃，日常的饮食比运动更重要，特别是对于上了一定年纪的人，我不推荐靠大量运动减肥，因为很容易损伤膝盖和其他关节。下面推荐给大家一个"16+8"饮食法。

"16+8"饮食法就是将一日三餐的时间控制在 8 个小时内，剩下的 16 个小时不吃其他食物，可以喝水。比如早上 9 点吃早饭，中午 12 点吃午饭，晚饭 5 点就得吃掉，这样一天下来就有 16 个小时的空腹时间，而我们身体在空腹饥饿的时候，就会快速消耗脂肪。当晚上感到饿时，就差不多要睡觉了，忍住别吃东西，睡一觉，第二天早上再重复这个循环，平时也要多喝水。

下面徐医生给大家推荐一些减脂食谱，并附上建议的喝水时间表。

可参考的三餐食谱

早餐	红薯 + 牛奶 + 鸡蛋 + 苹果 牛奶 + 玉米 + 鸡蛋 + 香蕉 燕麦粥 + 鸡蛋 + 肉包
午餐	粗粮饭 + 炒青菜 + 红烧鱼 粗粮饭 + 炒莴笋 + 红烧大虾 粗粮饭 + 香干炒肉 + 地三鲜
晚餐	半碗米饭 + 番茄炒蛋 青菜煮荞麦面 + 牛肉 半碗米饭 + 豌豆炒鸡胸肉

建议的喝水时间

第一杯：07:00	第五杯：13:00
第二杯：09:00	第六杯：15:00
第三杯：10:30	第七杯：17:00
第四杯：11:30	第八杯：19:30

让大便顺畅的小方法

人生吃喝拉撒睡，这个"拉"可要照顾好。大便就是身体里的废物，一直排不出来，在肠子里反复被吸收，对人体很不好。已经有研究表明，长期便秘的人容易增加肠癌的发病概率。另外，便秘的时候不要非常用力，不然会增加腹内压，对腰椎也是一种负担。

下面徐医生就教您几个帮助排便的小方法。

1. 要多吃富含膳食纤维的食物：韭菜、芹菜、菠菜、丝瓜等。

2. 要养成定时排便的习惯。比如每天定时定点，就去马桶上坐一会儿，一开始拉不出来没关系，先把习惯养成。

3. 多动多喝水。人动起来也会促进肠道的蠕动，多喝水可以增加大便的水分，这样是不是就更顺畅了呢？

各类蔬菜膳食纤维含量表

名称	含量 (g/100g)	名称	含量 (g/100g)
苦菜	5.4	蒜苗	1.8
毛豆	4.0	菠菜	1.7
蚕豆	3.1	西蓝花	1.6
豌豆	3.0	韭菜	1.4
萝卜缨	2.9	菜花	1.2
圆白菜	2.3	芹菜杆	1.2
苋菜	2.2	冬瓜	0.7
豆角	2.1	圆生菜	0.6
油麦菜	2.1	黄瓜	0.5
青椒	2.1	西红柿	0.5

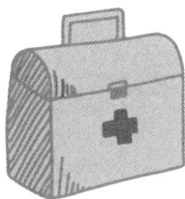

知脊：徐医生告诉你的事

ZHIJI:XUYISHENG GAOSU NIDE SHI

图书在版编目 (CIP) 数据

知脊：徐医生告诉你的事 / 徐文斌著 . -- 桂林 ：
广西师范大学出版社，2025. 5. -- ISBN 978-7-5598
-8064-2

Ⅰ . R68-49

中国国家版本馆 CIP 数据核字第 2025C301B9 号

广西师范大学出版社出版发行

　广西桂林市五里店路 9 号　邮政编码：541004
　网址：http://www.bbtpress.com

出 版 人：黄轩庄

责任编辑：吴赛赛

助理编辑：武　瑾

特约编辑：晓　恺

装帧设计：尚燕平

内文制作：张　佳

全国新华书店经销

发行热线：010-64284815

北京盛通印刷股份有限公司印刷

　北京市经济技术开发区经海三路 18 号　邮政编码：100023

开本：880mm×1230mm　1/32

印张：11　字数：215 千

2025 年 5 月第 1 版　2025 年 5 月第 1 次印刷

定价：58.00 元

如发现印装质量问题，影响阅读，请与出版社发行部门联系调换。